Ahmed Dyab
Ahmed Gareh

Parasitologia veterinária

Ahmed Dyab
Ahmed Gareh

Parasitologia veterinária

Notas em Protozoologia Médica Veterinária

ScienciaScripts

Imprint

Any brand names and product names mentioned in this book are subject to trademark, brand or patent protection and are trademarks or registered trademarks of their respective holders. The use of brand names, product names, common names, trade names, product descriptions etc. even without a particular marking in this work is in no way to be construed to mean that such names may be regarded as unrestricted in respect of trademark and brand protection legislation and could thus be used by anyone.

Cover image: www.ingimage.com

This book is a translation from the original published under ISBN 978-620-6-15356-6.

Publisher:
Sciencia Scripts
is a trademark of
Dodo Books Indian Ocean Ltd. and OmniScriptum S.R.L publishing group

120 High Road, East Finchley, London, N2 9ED, United Kingdom
Str. Armeneasca 28/1, office 1, Chisinau MD-2012, Republic of Moldova, Europe
Printed at: see last page
ISBN: 978-620-5-97382-0

Copyright © Ahmed Dyab, Ahmed Gareh
Copyright © 2023 Dodo Books Indian Ocean Ltd. and OmniScriptum S.R.L publishing group

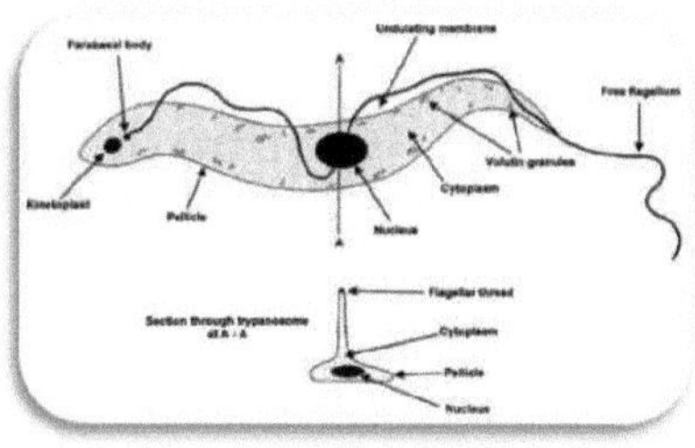

Parasitologia veterinária

Notas em Protozoologia Médica Veterinária

Por

Professor Doutor/ Ahmed Kamal Dyab
*Prof. de Parasitologia médica, chefe do Departamento
da Faculdade de Medicina da Universidade de Assuit*

Médico/ Ahmed Gareh
Professor de Parasitologia - Faculdade de Medicina Veterinária da Universidade de Aswan

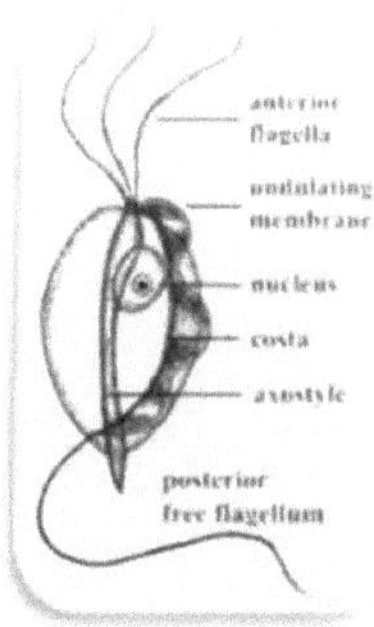

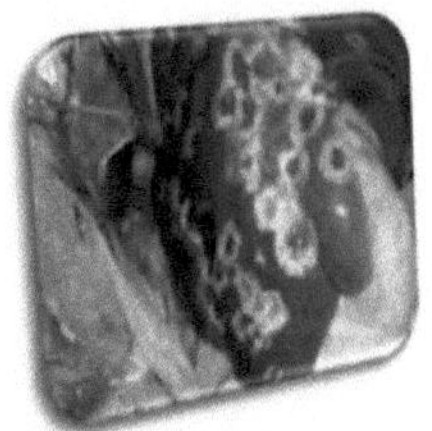

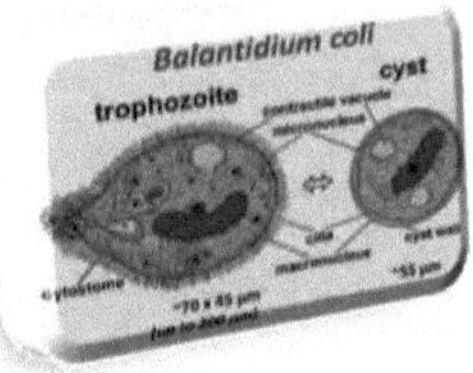
Balantidium coli
trophozoite
cyst
contractile vacuole
macronucleus
cilia
cytostome
macronucleus
cyst wall
~70 x 45 µm
(up to 200 µm)
~55 µm

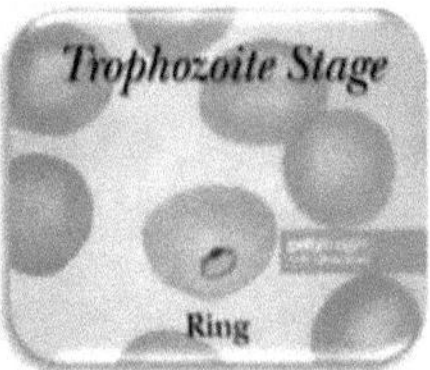
Trophozoite Stage
Ring

Índice

Capítulo 1
1-   Protozoologia veterinária

-Introdução aos **protozoários**

Definição: São microrganismos unicelulares capazes de desempenhar todas as funções da vida.

Estrutura: Organismos mais pequenos, mais simples, eucarióticos e primitivos. O corpo é composto por **citoplasma** e **núcleo** com outros organelos. **O núcleo** pode ser vesicular *(Entamoeba sp)* ou compacto *(Balantidium sp)*, simples *(Trichomonas sp)*, duplo *(Giardia sp)* ou vários (estágios de cisto de *Entamoeba sp)*

A- Locomoção:

1- Pseudópodes: Protrusão de ectoplasma seguida de endoplasma que leva ao movimento amebóide (trofozoíto de *Entamoeba* sp.).

2- Flagelo: Um organelo em forma de fio. Pode ser único *(Trypanosoma)*, 3-5 *(Trichomonas)* ou 8 *(Giardia)*.

3- Cílios: Numerosos fios curtos, semelhantes a pêlos, que cobrem todo o organismo *(Balantidium)*.

4- Deslizar e torcer:

O movimento propaga-se através de mionemas (*Toxoplasma, Sarcocystis*).

5- Alguns protozoários não possuem órgãos de locomoção, como os estágios eritrocíticos de *Plasmodium sp.*

B- Nutrição: Os protozoários alimentam-se por um dos seguintes métodos:

1- Pseudópodes: Trofozoítos de *Entamoeba*, o alimento ingerido é rodeado por um vacúolo.

2. Difusão: Por absorção de fluidos através da superfície, como nos parasitas da malária.

3. Boca permanente: Por um citóstomo como em *Balantidium coli.*

C- Reprodução:

1. Reprodução assexuada (directa):

a. Divisão binária simples: Divisão do núcleo em dois segmentos seguida de divisão do citoplasma. A divisão é longitudinal, como nos **flagelados**. Transversal, como nos **ciliados. Em** qualquer direcção, como na *Entamoeba.*

b. Esquizogonia: O núcleo divide-se em vários fragmentos, seguido de divisão do citoplasma (como no *Plasmodium*).

c. Endodyogenia ou brotamento interno:

Dois botões (ou mais) surgem do núcleo-mãe formando duas células filhas dentro da célula-mãe, que mais tarde é consumida, como no *Toxoplasma gondii.*

d. Formação de quistos:

Em condições desfavoráveis, o organismo forma uma parede espessa e o núcleo divide-se em várias divisões, como na *Entamoeba.*

2. Reprodução sexual:

a-Gametogonia: Duas células sexuais encontram-se, o **"microgametócito"** masculino e o **"macrogametócito"** feminino, formando o "zigoto", que pode ser um ookinete móvel como o *Plasmodium sp.* ou não móvel como a *Eimeria sp.*

b. Conjugação: Uma união temporária de dois organismos para troca de material nuclear, como em *Balantidium coli.*

4

Classificação dos protozoários Sub-reino protozoário (4 filos) 1-Filo Sarcomastigophora (Locomoção por pseudópodes e/ou flagelos) Dois subfilos 1-Subfilo Sarcodina Classe Rhizopoda Ordem Amoebidorida Família Endamoebidae Género *Entamoeba 1. Entamoeba histolytica* Hospedeiro: Principalmente um parasita do ser humano.

Habitat: O parasita vive no intestino grosso nas flexuras do cólon **(amebíase intestinal)**. Pode atingir o fígado, o pulmão e o cérebro causando abcessos amebianos **(amebíase extra-intestinal)**.

-Morfologia:

1-Trofozoíto: A motilidade do trofozoíto é rápida e não direccional **-Forma:** Forma amebóide com pseudopódio em forma de dedo. **18-25pm -Citoplasma:** Diferenciado numa camada externa de ectoplasma claro e translúcido e um endoplasma finamente granular. Possui vacúolos alimentares e hemácias no seu interior.

-Núcleo: Vesicular, com cromatina uniformemente disposta na membrana nuclear, com um cariossoma pequeno e compacto localizado no centro.

2- Estádio do quisto Quisto maduro "Quisto quadrinucleado": Forma: Esférica com uma parede de quisto 4-20pm. **Núcleo:** O núcleo único divide-se duas vezes, dando origem a um quisto com quatro núcleos. O cariossoma tem um aspecto semelhante ao da forma trofozoítica.

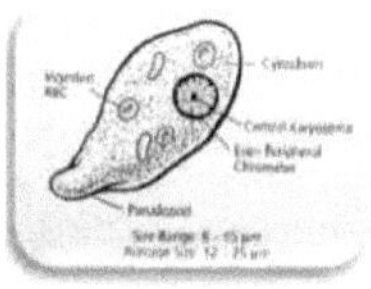

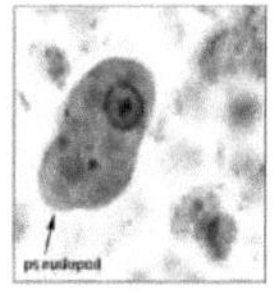

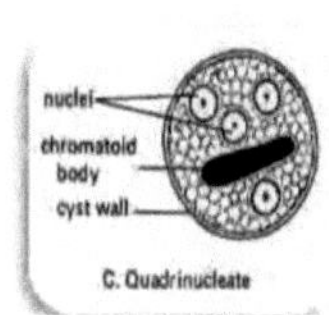

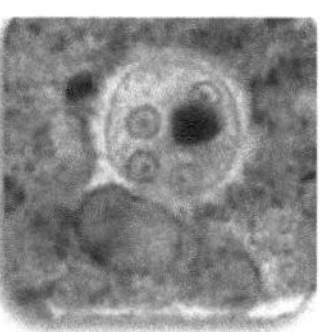

Transmissão: Ingestão do quisto quadri-nucleado contaminante, dedos, alimentos, moscas e água.

Ciclo de vida: Os quistos quadrinucleados **(fase infecciosa)** são ingeridos com alimentos ou água contaminados, a parede resistente do quisto é lisada pela tripsina intestinal e é libertado um único trofozoíto com 4 núcleos. O trofozoíto divide-se por fissão binária, dando origem a oito trofozoítos filhas, que são activamente móveis e migram para a região ileo-ceacal, onde se alimentam de bactérias para aumentarem de tamanho e se multiplicarem por fissão binária. Após multiplicação repetida, ocorre a encistamento no lúmen do intestino e o quisto passa com as fezes.

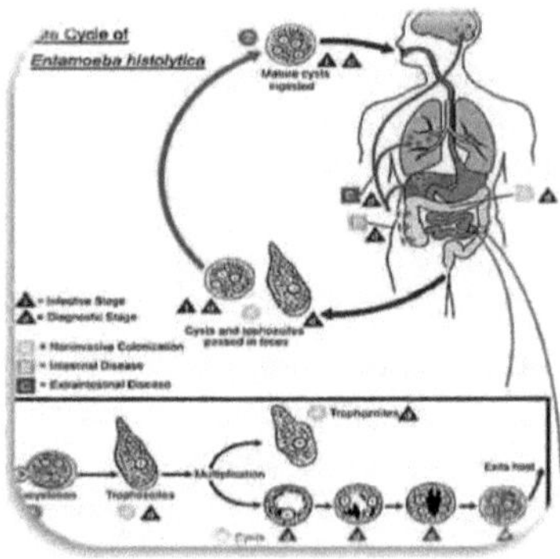

Patogénese: Este agente patogénico é a causa da disenteria amebiana no homem. Os trofozoítos segregam enzimas proteolíticas **que** destroem uma área considerável da submucosa, levando à formação de um abcesso que se decompõe para formar uma úlcera <u>(**úlcera em forma de frasco**)</u> **na mucosa do intestino grosso. As erosões podem permitir que os parasitas entrem na corrente sanguínea e cheguem ao fígado através da corrente sanguínea, provocando um abcesso hepático (a hepatite amebiana é uma sequela comum da amebíase extra-intestinal).**

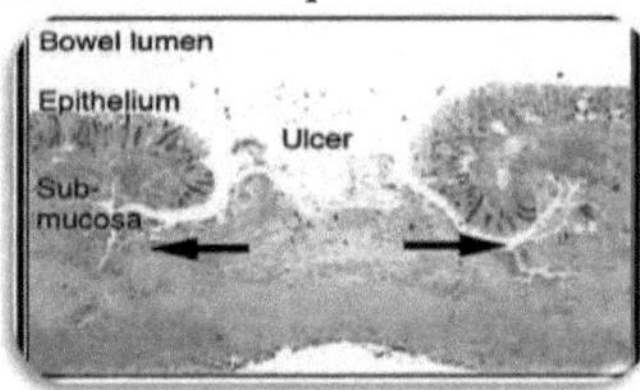

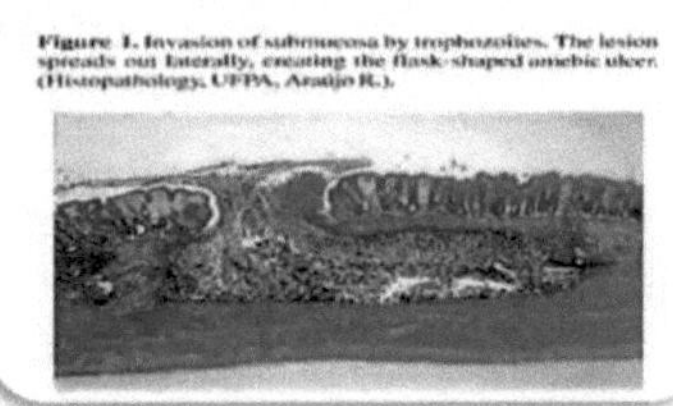

Diagnóstico da amebíase:
1. **Clinicamente:** Sinais e sintomas de amebíase aguda ou crónica.
2. **Diagnóstico laboratorial: -Exame das fezes;** <u>encontrar os trofozoítos em fragmentos de muco normalmente presentes em fezes soltas. Os quistos (quisto pré-cístico, uninucleado, binucleado e quadrinucleado) podem ser encontrados em fezes formadas ou soltas e fornecem um</u> diagnóstico <u>presuntivo.</u>

<h2 align="center">Amebas não patogénicas</h2>
<h3 align="center">Entamoeba coli</h3>

A Entamoeba coli vive como parasita comensal (alimenta-se de bactérias).
Anfitrião: homem e macaco.
Habitat: lúmen do intestino grosso.
Morfologia: 1. trofozoítos:
Forma: Amoeboide 15-20pm

Citoplasma: Não é diferenciado. O endoplasma é granular, com vacúolos alimentares contendo bactérias e outras substâncias, mas **sem C.B.R.**
Núcleo: O cariossoma é grande e de posição excêntrica.

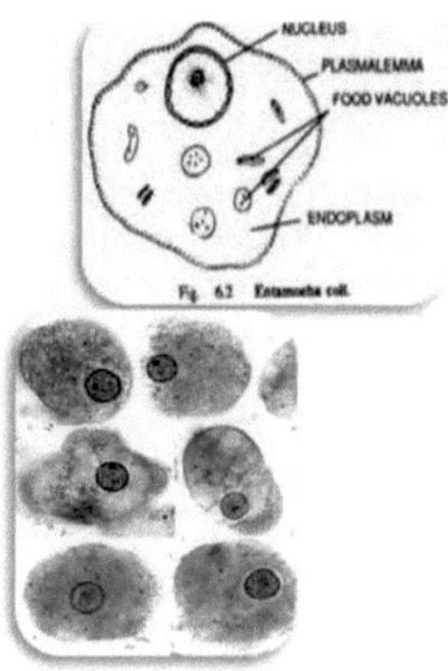

2. Cisto maduro: Esférico com uma parede de quisto. 15-20pm.
Núcleo Vesicular com 8 núcleos.

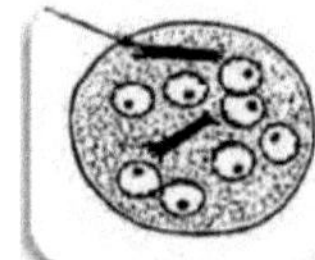 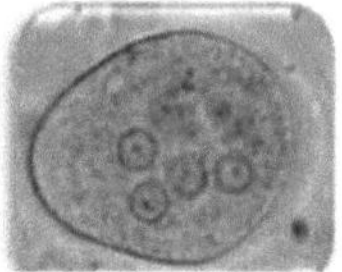

Transmissão: A mesma que a *E. histolytica*.
Diagnóstico: Através da detecção dos estádios vegetativos ou de 8 quistos nucleados (**multinucleados**) nas fezes. Os pré-cistos quadrinculares não devem ser diagnosticados erroneamente como cistos maduros de *E. histolytica.*

2-Subfilo Mastigophora
1-Ordem Diplomonidida

Família Hexamitidea
1- Género Giardia (Flagelado intestinal)
Giardia lamblia (G. intestinalis)

Hospedeiro: Homem mais comum em crianças *(G.canis-cão, G.cati-gato, G.caprae-cabra, G.equi-equinos, G.muris-rato)*

Habitat: Parte superior do intestino delgado (duodeno) e vesícula biliar.

Morfologia: 1-Trofozóito: Tamanho: 10-18pm

Forma: Forma de pêra, com um disco de sucção no lado ventral da extremidade anterior **Flagelos:** 4 pares, um dirigido para a frente, outro para trás e os outros dois correm ao longo do corpo. **Núcleo:** 2 núcleos vesiculares na extremidade larga (parecem dois olhos). **Axóstilo:** Selênico e situado ao longo do centro do corpo.

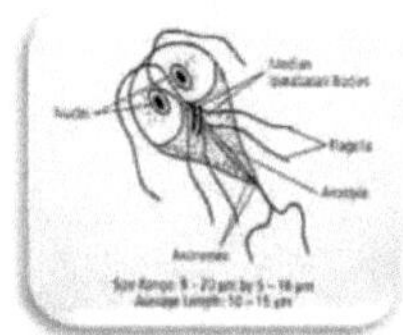
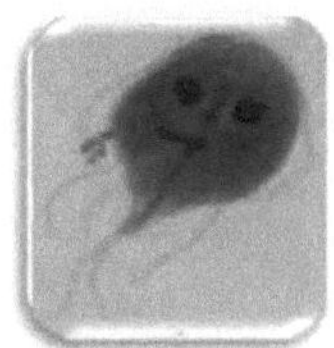

2- Cisto: muito duro e pode sobreviver vários meses em água fria. **Tamanho:** 10x8 micro **forma:** oval, **Núcleos:** 4 num pólo no eixo longitudinal do quisto, os flagelos intracitoplasmáticos que passam para trás a partir do axonema (não é um verdadeiro axóstilo).

Citoplasma: finamente granular, observando-se fibrilhas e corpos em forma de coma

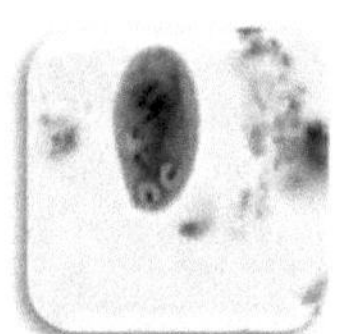
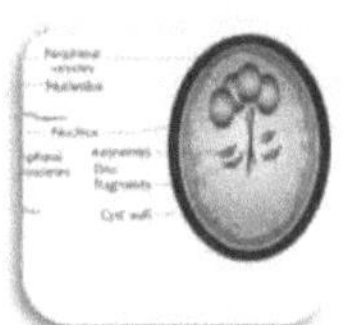

Modo de infecção: por ingestão da fase de quisto (fase infecciosa) com alimentos ou água, também através de contaminação feco-oral.

Ciclo de vida

-A infecção ocorre por **ingestão do** estágio de **cisto** com alimento ou água. No duodeno, a parede do quisto dissolve-se libertando os trofozoítos que se fixam na mucosa intestinal através do disco de sucção ventral e se multiplicam por **divisão binária longitudinal**. -A incrustação ocorre à medida que o parasita transita em direcção ao cólon. O estágio de cisto é mais comum em fezes não diarreicas.

Patogenecidade:

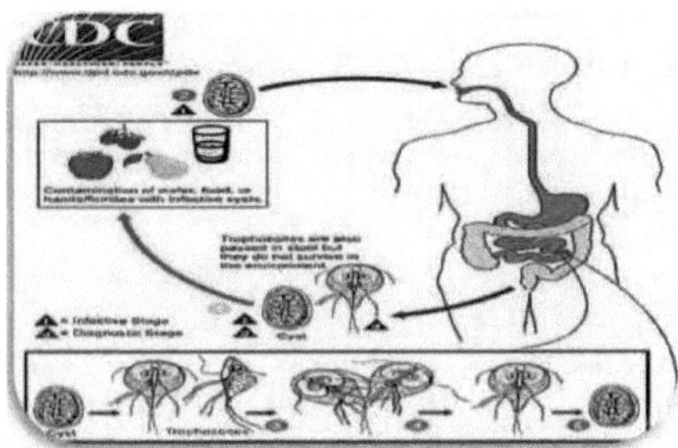

1- A maior parte das infecções não apresenta sintomas ou apresenta diarreia crónica, esteatorreia (fezes com grande quantidade de gordura), dor epigástrica surda, flatulência, falta de apetite e perda de peso, colicistite.

2- Interfere com a absorção de gordura, deficiência de vitaminas lipossolúveis e a cor das fezes é argilosa ou esverdeada.

3- Padrões anormais de fezes, alternância entre períodos de obstipação e movimentos intestinais normais.

Diagnóstico: através da detecção de cistos formados e fezes diarreicas e trofozoítos nas fezes diarreicas.

Tratamento: Flagyl (Metronidazol) 15mg/kg/dia em 3 doses divididas durante 7 dias

<h2 style="text-align:center">2-   Género Hexamita</h2>

Hexamita meleagridis

A causa da diarreia grave com elevada mortalidade nos perus Doença:
Hexamitiase dos perus

Hospedeiro: Perus (1-9 semanas), os pombos são susceptíveis a outra espécie de Hexamita *(Hexamita columbae).*

Habitat: Intestino delgado

Morfologia: Trofozoíto: 10x5 micr, forma oval piriforme, bilateralmente simétrico, com 2 núcleos, 2 axóstilos, (8 flagelos) 6 flagelos anteriores divididos em dois grupos de 3 e 2 flagelos posteriores

Cisto: oval com 2-4 núcleos - "raramente formado

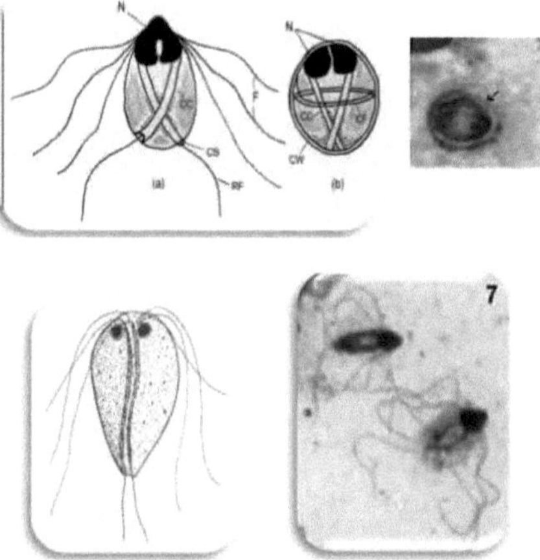

Transmissão através de: Alimentos e água contaminados por **trofozoítos ou quistos**

Patogenética:-A hexamitiase é uma enterite catarral aguda, infecciosa, que conduz a uma **diarreia aquosa e espumosa, com** atraso de crescimento, desnutrição, perda rápida de peso e morte dos perus. A mortalidade mais elevada ocorre nas aves com 1 a 9 semanas de idade. Diarreia aquosa que pode ficar amarelada numa fase mais avançada da doença, penas secas e desgrenhadas, apatia e perda de peso rápida, apesar de as aves continuarem a comer. As dilatações bulbosas do intestino delgado (especialmente do duodeno e do jejuno superior) cheias de conteúdo aquoso são características.

Diagnóstico da hexamitiase: depende da detecção dos flagelados através do exame microscópico de raspagens da mucosa duodenal e jejunal, que é um quisto raro de trofozoítos.

2- Ordem Trichomonadida
1-   Família Monocrcomonadidae
Género Histomonas *(Histomonas meleagridis)*

Provoca uma doença grave e frequentemente fatal chamada **histomoníase,
enterohepatite infecciosa,
"cravo" nos perus**.

Acolhimento: Perus, galinhas e faisões. **Habitat:** Ceco e fígado

Morfologia: Apenas um estágio de trofozoíto está presente; não há cisto:
O trofozoíto tem uma forma irregular polimórfica de acordo com a localização e a fase da doença, podendo apresentar-se como flagelado, invasivo, vegetativo e resistente

1- A fase flagelada:
-ocorrem no **lúmen do ceco** e a mesma forma em cultura.
-Forma amebóide, o endoplasma contém bactérias, amido ou partículas alimentares
-Núcleo: Vesicular com cariossoma denso e 8 grânulos de amido dispersos - com um único flagelo, mas podem estar presentes até quatro.

2- Fase invasiva: fase tecidular no fígado, fase ameboide activa com pseudópodes arredondados e rombos. O citoplasma é diferenciado em ectoplasma transparente exterior e endoplasma granular interior com partículas alimentares mas sem bactérias

3- Fase vegetativa: encontra-se perto do **centro da lesão (lesão mais antiga).** É maior e menos activo do que o estádio invasivo.

Fase resistente: não é um verdadeiro quisto, mas os indivíduos estão agrupados e parecem estar encerrados numa membrana densa, são extracelulares mas podem ser absorvidos por fagócitos ou células gigantes.

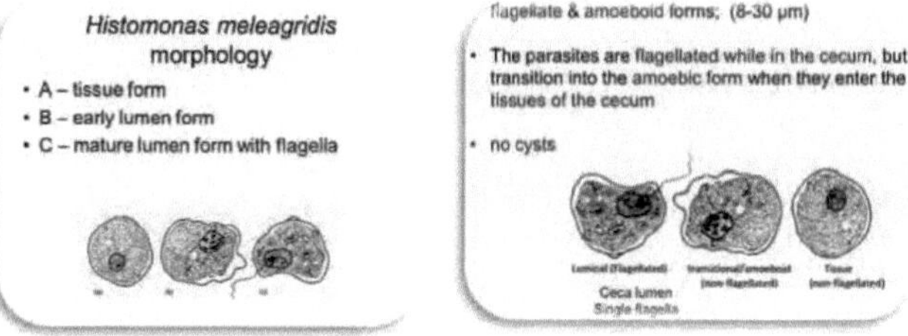

Ciclo de vida:
1-   Reprodução por fissão binária, os trofozoítos nus são delicados e não sobrevivem mais do que algumas horas quando eliminados nas fezes. **2-Os perus** podem ser infectados **pela ingestão de trofozoítos.** No entanto, é necessário ingerir grandes quantidades para produzir a doença.

3-   A transmissão é feita através dos ovos do verme cecal *(Heterakis gallinae). Os* parasitas são transportados no interior do ovo *(Heterakis).* **Quando os ovos do nemátodo eclodem no intestino delgado, os trofozoítos de** *Histomonas* **são libertados para invadir o ceco. 4-** A possibilidade de que os artrópodes possam transmitir (***Histomonas***) foi considerada por vários autores

4- Verme terrestre que actua como hospedeiro paraténico.

11

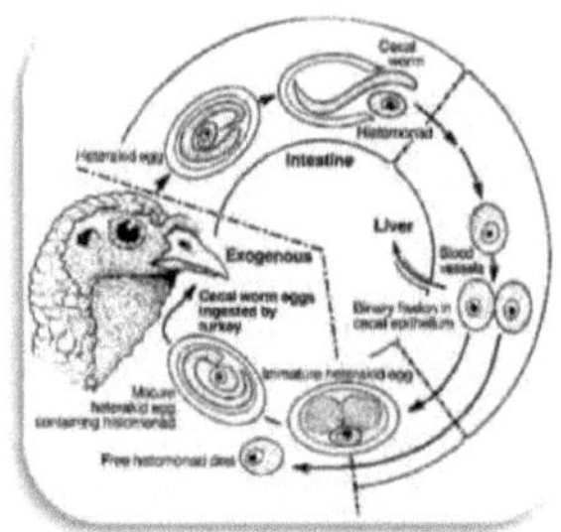
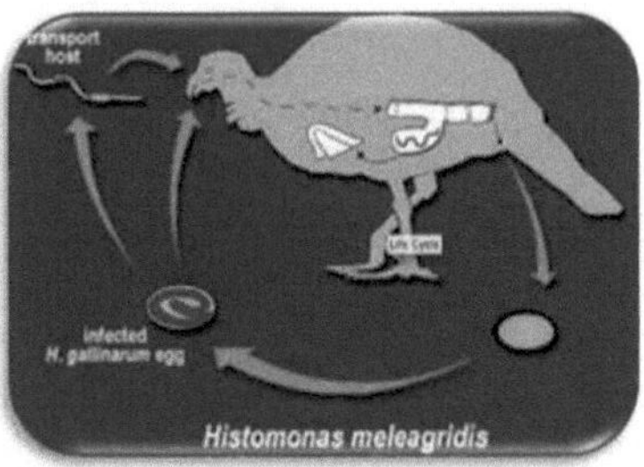

Patogénese (doença da cabeça negra):
1- Os perus são mais susceptíveis entre as 3 e as 12 semanas de idade. As galinhas são menos susceptíveis de serem infectadas por *Histomonas meleagridis.*
2- Quando o parasita é libertado no ceco, penetra na parede onde se multiplica causando uma lesão característica e um ou ambos os cecos são afectados. Podem ocorrer perfurações do ceco e peritonite.
3- Mais tarde, o parasita passa para o fígado através da corrente sanguínea. Causando enterohepatite infecciosa ou histomoníase. As lesões hepáticas apresentam áreas brancas e verdes de necrose **Sintomas:** 1-A diminuição do consumo de alimentos e a perda de peso podem ser os primeiros sinais observados. As aves doentes parecem aborrecidas **e deprimidas e, muitas vezes, estão sozinhas, com os rastos a cair, as penas desgrenhadas e um aspecto sonolento, com as asas e a cauda pendentes.**
2- Podem ser observados **excrementos amarelos de cor enxofre**. Se as aves não forem tratadas, ou se o tratamento for atrasado, a mortalidade pode ser muito elevada.
3- As aves que morrem de histomoníase têm **fígados** caracteristicamente **dilatados com áreas circulares deprimidas e cecos dilatados que contêm um material bastante seco e queijoso.**
4- Vulgarmente **designada por doença da cabeça negra**, porque a infecção provoca um aspecto azulado ou enegrecido da pele da cabeça em algumas aves, devido a uma concentração excessiva de hemoglobina reduzida no sangue ou cianose, ou causada por uma infecção bacteriana secundária.

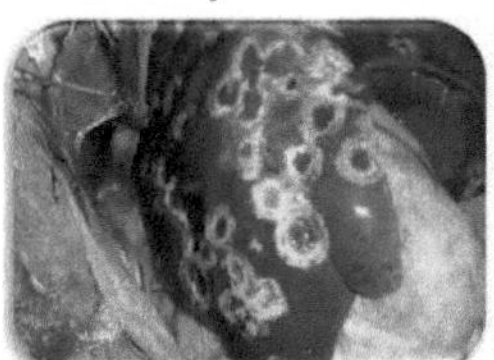
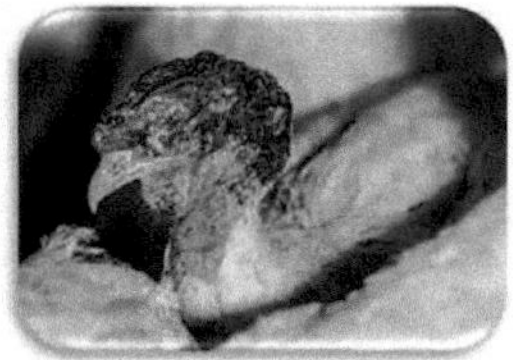
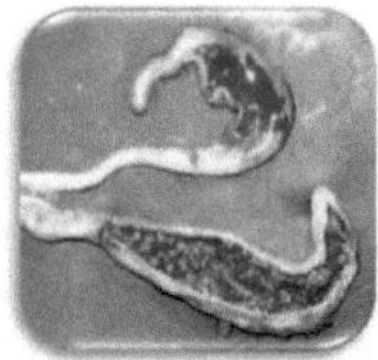

Imunidade: As aves que sobrevivem à infecção ficam imunes para toda a vida. Além disso, a susceptibilidade diminui com a idade.
Diagnóstico: 1- lesão no ceco e no fígado 2- Sintomas
            3- Raspagens da mucosa para encontrar o estádio parasitário
Controlo:
1- Os perus devem ser mantidos separados das galinhas, uma vez que estas últimas são portadoras.
2- Os perus jovens devem ser mantidos separados dos adultos.
3- Cuidado com o calçado e os utensílios, pois podem transmitir a infecção de um

bando para outro.

4- Os excrementos das aves devem ser removidos regularmente.

Família Trichomonadidae
De acordo com o número total de flagelos anteriores:
1- Género *Ditrichomonas* 2-Género *Tritrichomonas* 3-Género
TetraTrichomonas
4- Género *Pentatrichomonas*
A-Género *Tritrichomonas* (Três flagelos anteriores)
1- Tritrichomonas faetus ou *Trichomonas bovis* ou *genetalis*
(Flagelado urogenital)

Hospedeiro: Os touros são o reservatório primário do organismo. Os touros são portadores permanentes e fontes de infecção. Também o gado bovino, o cavalo e o porco.

Habitat: O organismo vive nas criptas da superfície mucosa do pénis e do prepúcio do macho e da vagina e do útero da fêmea.

Morfologia: <u>Trofozoíto apenas, sem estágio de cisto</u>. -Forma: Pêra ou ovóide. - Tamanho: 8-18 microns -Núcleo: vesicular com cariossoma central e situado na extremidade anterior larga.

Flagelos: 3 anteriores e 1 posterior. **Membrana ondulante:** Corre ao longo de todo o comprimento do corpo da **Costa: Axóstilo** proeminente: **em** forma de bastonete bem desenvolvido e emerge da extremidade posterior do corpo através de um anel cromático

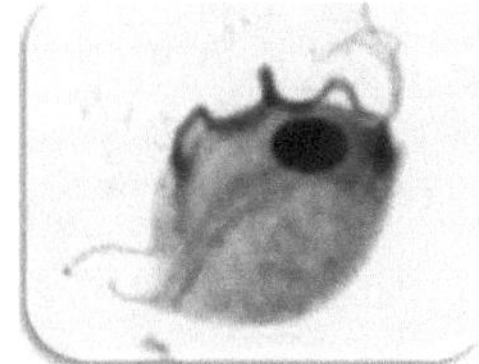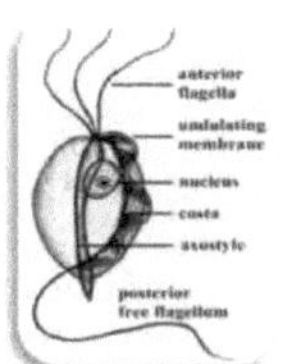

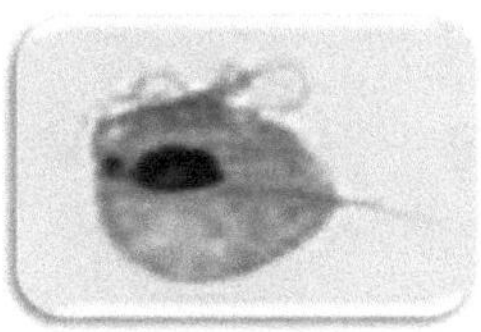

Transmissão: Doença venérea por coito e inseminação artificial com material infectado.

Patogénese e ciclo de vida:

1- Após a infecção da vaca, o parasita multiplica-se inicialmente na vagina, causando vaginite.

2- Após 14-18 dias, invadem o útero através do colo do útero e produzem endometrite de baixo grau.

3- Pode desaparecer da vagina ou pode permanecer e produzir uma inflamação catarral.

4- <u>O aborto precoce ocorre geralmente entre 1 e 16 semanas</u> após a reprodução, raramente ocorre após 6 meses de gestação, se a placenta e a membrana fetal forem completamente eliminadas após o aborto, os animais recuperam espontaneamente. A maioria das gatas autocura-se após o desenvolvimento de imunidade, embora possa ocorrer uma reinfecção.

5- No touro: O local mais comum de infecção é a cavidade prepucial, embora os testículos, o epidídimo e a vesícula seminal possam estar envolvidos, não há sinais clínicos quando a infecção aparece, mas o touro infectado continua a ser fonte de infecção.

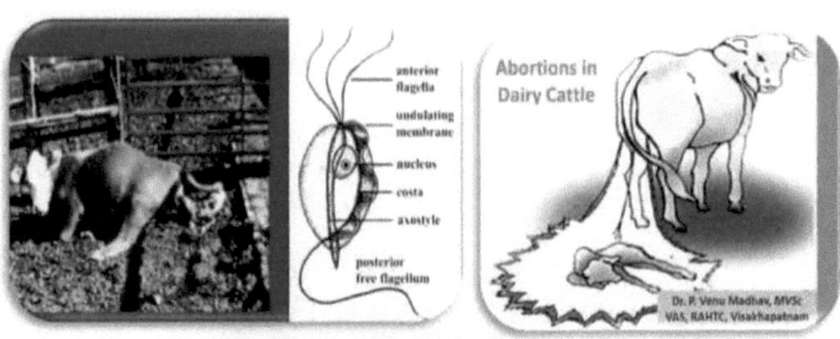

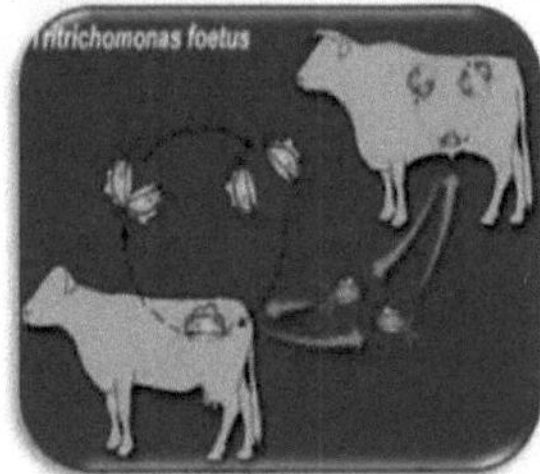

Diagnóstico: demonstrar o trofozoíto apenas em esfregaços de biopsia de órgãos infectados de homens e mulheres, através de exame microscópico directo ou de cultura em **meio de diamante**.

Tratamento e controlo:
1- O touro infectado deve ser abatido.
2- Gestão correcta do touro utilizado para a inseminação artificial.
3- o touro deve ser examinado para detectar a presença de *T. fetus* antes da compra

2- *Tritrichomonas suis* no porco.

Anfitrião: Porcos
Habitat: Na cavidade nasal, estômago, ceco, cólon e, ocasionalmente, no intestino delgado

B- Género *Tetratrichomonas*
1- *TetraTrichomonas gallinae*

Hospedeiro: Parasita cosmopolita de pombos e pombas. Outras aves como perus domésticos e selvagens, galinhas, aves de rapina (falcões, águia-real, etc.) também podem ser infectadas.

Habitat: Infectar o tracto intestinal superior.

A transmissão do parasita de uma ave para outra ocorre de três formas.

1. No pombo, a transmissão ocorre quando as aves mais velhas infectadas (portadoras) alimentam com leite de pombo os borrachos recém-nascidos. É provável que os perus e as galinhas sejam infectados através de água potável ou alimentos contaminados. Além disso, a infecção pode estabelecer-se num predador que se alimentou de uma ave presa infectada

Patogénese

1- A doença dos pombos é vulgarmente designada por "cancro". Infecta a parte superior do tracto intestinal dos pombos. Provoca lesões amarelas e necróticas na boca, esófago e papo dos pombos e é frequentemente fatal. A infecção é adquirida através do conteúdo regurgitado do papo das aves adultas, que, embora imunes, continuam a ser portadoras.

2- Ocasionalmente, os perus e as galinhas podem ser infectados.

Sinais e sintomas:

1- Nos casos agudos, pode haver poucos indícios de que a ave está infectada e a morte pode ocorrer subitamente.

2- Noutros casos, os pombos podem deixar de se alimentar, perder peso, ficar com um aspecto baço, incapaz de se manter em pé ou de manter o equilíbrio, podendo também ocorrer diarreia.

3- Pode acumular-se líquido esverdeado ou material queijoso na boca e no papo, podendo este material exsudar do pico 4 - Pode desenvolver-se um papo pendente nos perus e nas galinhas.

5-   A morte pode ocorrer no prazo de três semanas após a infecção.

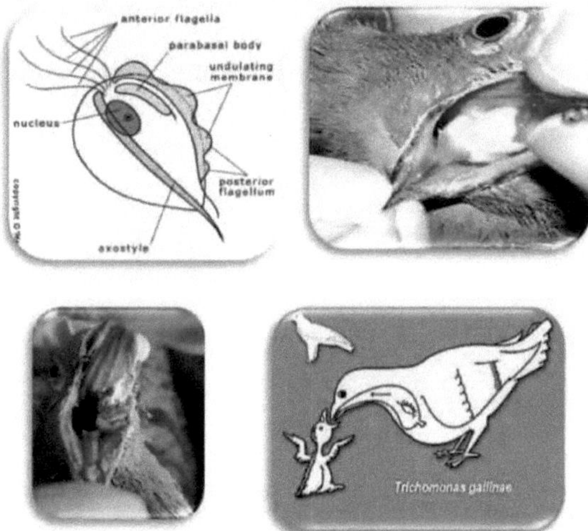

Diagnóstico:

1- Os nódulos branco-amarelados característicos na cavidade oral, esófago e papo sugerem fortemente a tricomoníase.

2- A infecção é confirmada através da detecção do organismo (trofozoíto) durante o exame microscópico dos fluidos esverdeados, do material de queijo ou das lesões.

Tratamento e controlo:

-O tratamento com Dimetrinidazol é recomendado, enquanto o controlo depende da prevenção do acesso dos pombos selvagens à água potável

2- *Tetratrichomonas gallinarum*

Anfitrião: Galinhas e perus.
Habitat: Intestino inferior das aves.
Patogénese: Diarreia, perda de peso e perda de apetite.

3- *Tetratrichomonas vaginalis* (Flagelado urogenital humano)

Hospedeiro: Humanos, principalmente mulheres **Habitat:** comum na vagina feminina e na uretra masculina.
Modo de transmissão: Relações venéreas ou sexuais. **Sinais clínicos:** Principalmente na mulher (vaginite)

3- Ordem kinoplastida
Família Trypanosomatidae (hemoflagelados)

Características gerais dos hemoflagelados:
1- Todas as famílias têm um ciclo de vida semelhante e requerem insectos vectores como hospedeiros intermediários,
2- Os parasitas metamorfoseiam-se durante o seu desenvolvimento. O número de fases de desenvolvimento e o tropismo tecidular são diferentes em cada espécie.
3- Vive no sangue e nos tecidos do seu hospedeiro vertebrado e no intestino do seu vector.
4- Multiplicação por fissão binária.
Morfologia: Os hemoflagelados existem em duas ou mais fases morfológicas:

Cinetoplasto e flagelo como valor de diagnóstico dos hemoflagelados

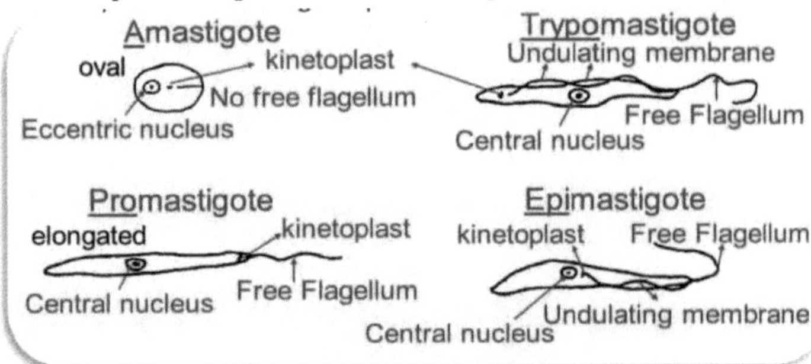

1- Género *Leishmania*

-Parasita do homem, do cão e dos roedores, ciclo de vida heteroxeno.
-Estão **disponíveis em duas formas:**
1- Estágio de cisto de Leishmania (forma amastigota) no hospedeiro defensivo.
2- Leptomonad (Promastigote) em cultura ou no intestino do vector.

Ciclo de vida de *Leishmania sp.*
Transmissão por vectores Psychodidae (mosquito da areia)
1- *Phlebotomus sp.* no Velho Mundo 2- *Lutzomyia sp.* no Novo Mundo.

1- Quando a fêmea do mosquito da areia pica um hospedeiro infectado com *leishmania sp.*
2- Na refeição de sangue, os corpos de leishmania (forma amastigota) transformam-se em leptomonad (promastigota)
3- Os promastigotas multiplicam-se por divisão binária enquanto se fixam no epitélio

intestinal. Depois migram para o esófago e para a probóscide (as glândulas salivares não estão infectadas).

4- A obstrução do esófago ocorre e, quando o mosquito-da-areia pica um hospedeiro saudável, regurgita a fase infecciosa (forma de Leptomonad) no local da picada, onde ocorre a inoculação da fase infecciosa.

5- No hospedeiro definitivo vertebrado, a leptomonada é fagocitada pelo macrófago hospedeiro e transformada na forma amastigota, multiplicando-se por fissão binária, rompendo depois a célula infectada e reinfectando outra célula da célula reticuloendotelial.

6- O amastigota é ingerido pela fêmea do mosquito da areia e repete o seu ciclo de vida.

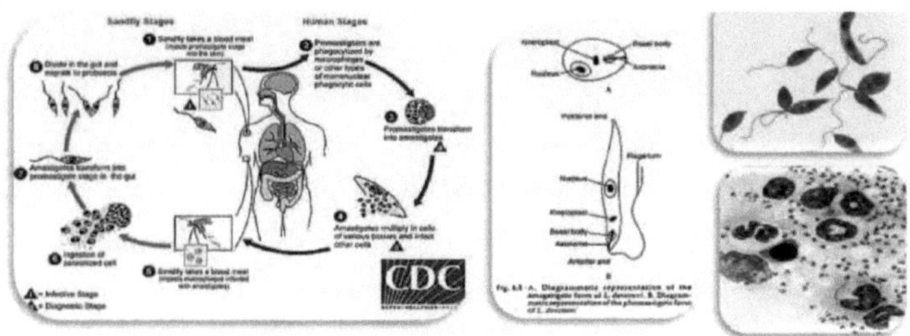

1-Leishmania donovani

Anfitrião: Homem e cão. **Habitat:** Baço e fígado.

Vector: Mosca da areia *(Phlebotomus sp.* no velho mundo, *Lutzomyia sp.* no novo mundo).

Doença: Leishmaniose visceral, Kala-azar, febre dumdum, febre negra

Transmissão:

1- Através da picada do insecto vector, é injectada a fase promastigota do estádio infeccioso.

2- Congénita e (por exemplo, através de transfusões de sangue ou partilha de agulhas) por inoculação de amastigotas.

Quadro clínico e patogénese:
A-Man.

1- Doença crónica com **febre irregular que se prolonga** por várias semanas ou meses, com crise dupla característica, perda de peso substancial.

2- A hepatoesplenomegalia sem ascite é uma das características que diferenciam o Kala-Azar da Bilharzíase. Há também anemia, leucopenia com eosinofilia.

3- A trombocitopenia é outra característica da doença.
(devido à invasão e multiplicação do parasita no C.E.R. da medula óssea).

4- Existe também uma fase pós-cutânea denominada leishmaniose dérmica pós-Kala-Azar

B-Dog:
1- A forma visceral é mais comum, desenvolve **"óculos"** devido à depilação dos pêlos à volta dos olhos, seguida de perda de pêlos no corpo e eczema.
2- Febre irregular, aneamia, caquexia e linfadenopatia generalizada são sinais típicos.

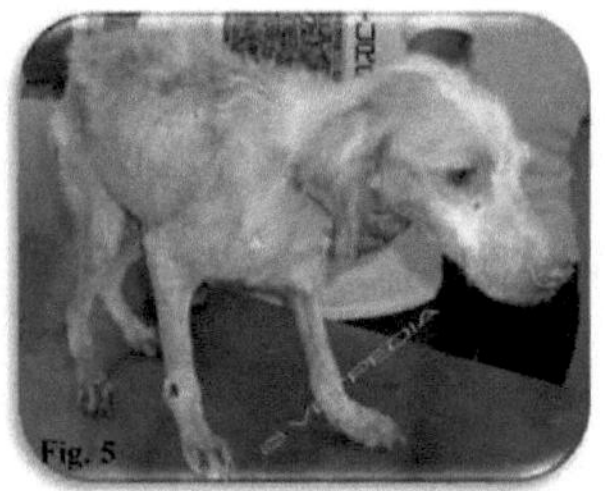

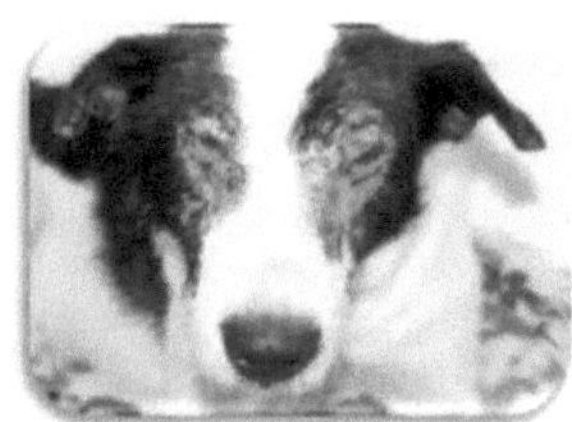

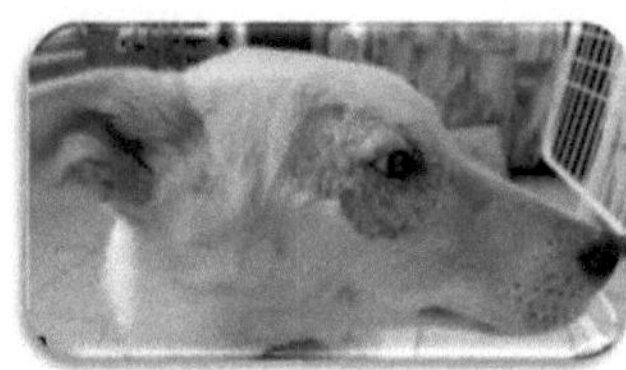

2.   *Leishmania tropica* (Leishmaniose cutânea)

Hospedeiro: Homem, (cães e roedores são hospedeiros reservatórios).

Vector: *Phlebotomus papatasii* **Habitat:** Pele e gânglios linfáticos.

Doença: A causa da ferida oriental, do furúnculo de Alepo, do furúnculo de Bagdade ou da ferida de Deli.

Patogénese: (Os cães têm um quadro clínico semelhante ao do homem)
1- **Nódulos:** Na pele onde o mosquito da areia pica (rosto, braços e pernas), com cerca de 2 cm de diâmetro. Os nódulos transformam-se em vesículas.

2- **Vesículas:** Quentes, vermelhas e inchadas. Quando a vesícula rebenta, forma úlceras.

3- **Úlceras** com bordos salientes. O contacto com pessoas infectadas pode transmitir a doença (os corpos de *Leishmania* constituem a fase infecciosa, enquanto a infecção através do vector constitui a fase promastigota da fase infecciosa).

4- **A cicatrização** resulta num tecido cicatricial desfigurado.

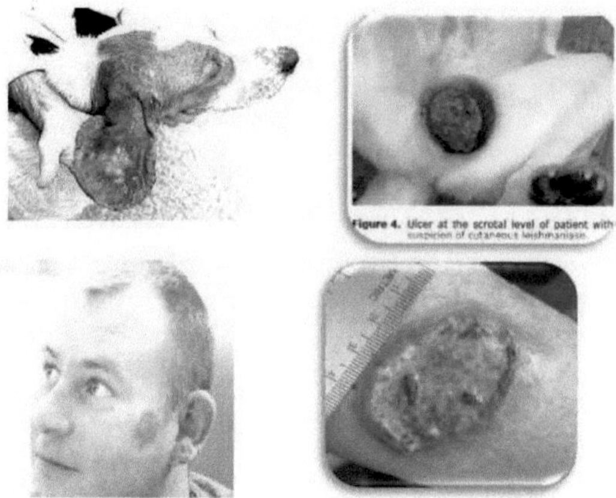

Diagnóstico:

1- Sintomas clínicos de acordo com as espécies de *Leishmania*.

2- **Esfregaço de** material aspirado <u>de:</u>

a- Polpa do baço, punção esternal e biópsia hepática ou do sangue a fixar com metanol e, em seguida, corada com Giemsa e examinada para detecção de **uma forma mastigota** intracelular *(L. donovani).*

b-A zona vermelha da úlcera corada com Giemsa, examinada para **uma forma mastigota** *(L. tropica).*

3- **Cultura em N.N.N.** (Nicolle, Novy e Mac Neal) composto por: Ágar, cloreto de sódio, água destilada e sangue de coelho desfibrinado, onde as formas de **leptomonadas** assumem a forma de rosetas.

4- **Diagnóstico serológico:** teste de hemaglutinação indirecta, ELISA.

<u>**Gel formal (teste do aldeído de Napir):** Adiciona-se um c.c. de soro do doente suspeito a uma gota de formalina a 40%; se se formar um gel branco no espaço de ½ de hora, o resultado é positivo</u>

5- Inoculação de animais de laboratório (hamster dourado), para isolar o parasita após algumas semanas <u>(a inoculação de um mastigote ou promastigote só **detecta o amastigote após o exame).**</u>

Tratamento da Leishmaniose: Preparação com antimónio (sulfato de berberina)

Imunização: Utilizando o método nativo, os corpos de Leishmania são recolhidos de pacientes portadores de úlcera para serem utilizados como vacina nas costas das crianças, cobertos com ligaduras de gesso

2- **Género *Trypanosoma***

Caracteres gerais:

1- Os membros deste género ocorrem em vertebrados e invertebrados.

2- Parasitas do sistema circulatório e do fluido dos tecidos, algumas espécies podem invadir as células dos tecidos.
3- São parasitas heterogéneos (ciclo de vida em vertebrados e invertebrados).
4- Transmitida por moscas sugadoras de sangue e invertebrados.
5- São folhas alongadas e podem ser:
A-Monomórficos: Só têm uma forma no hospedeiro vertebrado.

B-Polimórfico: O tripanossoma tem várias formas no sangue do hospedeiro vertebrado.
- Forma **longa e delgada** com flagelo livre. -Forma curta **e atarracada**. -Forma **intermédia**.

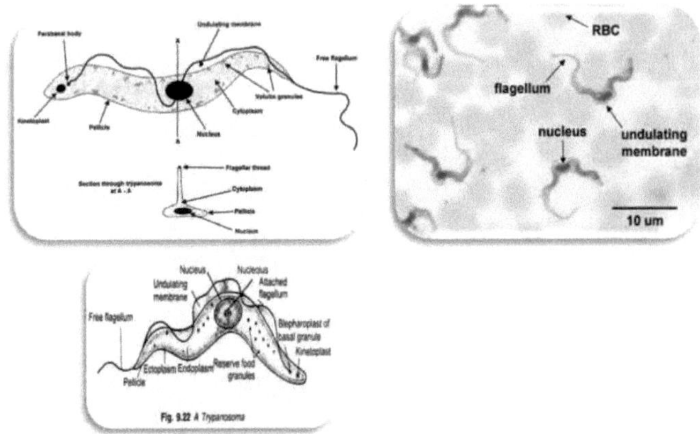

Ciclo de vida do *Trypanosoma sp*:
1- Quando a mosca tsé-tsé pica um hospedeiro infectado, ingere o tripomastigota.
2- Reprodução assexuada do tripomastigota no vector.3-O tripomastigota migra para as glândulas salivares e transforma-se em tripomastigota metacíclico.
4- Quando o vector infectado se alimenta noutro hospedeiro, inocula tripomastigotas metacíclicos.
5- Tripomastigotas metacíclicos transformados em tripomastigotas que se reproduzem assexuadamente no hospedeiro animal.

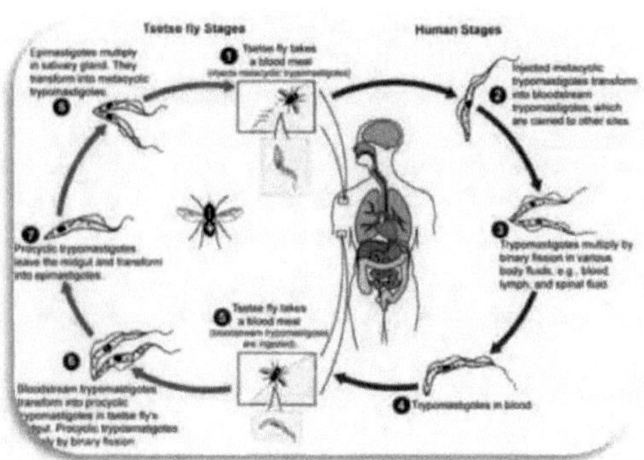

Tsetse fly Stages
Human Stages
Epimastigotes multiply in salivary gland. They transform into metacyclic trypomastigotes.
Tsetse fly takes a blood meal (injects metacyclic trypomastigotes)
Injected metacyclic trypomastigotes transform into bloodstream trypomastigotes, which are carried to other sites.
Procyclic trypomastigotes leave the midgut and transform into epimastigotes.
Trypomastigotes multiply by binary fission in various body fluids, e.g., blood, lymph, and spinal fluid.
Tsetse fly takes a blood meal (bloodstream trypomastigotes are ingested).
Bloodstream trypomastigotes transform into procyclic trypomastigotes in tsetse fly's midgut. Procyclic trypomastigotes multiply by binary fission.
Trypomastigotes in blood

Capítulo 3
Classificação dos tripanossomas.
Dividido em 5 grupos de acordo com a estrutura, ciclo de vida e transmissão biológica;

1-Secção Salivaria (estação anterior), transmissão por injecção do estádio infeccioso durante a picada

Grupo 1: (Grupo Evansi)
1. T. evansi

Hospedeiros: Camelos, equídeos, bovinos e búfalos (elefantes, porcos, cães e gatos são hospedeiros reservatórios).

Laboratório. Animais: ratinhos, ratos, coelhos e porquinhos-da-índia.

Habitat: sangue. **Vector:** *Tabanus, Stomoxys calcitrans* e morcego *vampiro* (na América). **Transmissão:** Mecanicamente, o tripanossoma sobrevive durante um curto período na probóscide. **Fase infecciosa:** para os <u>vertebrados é</u> o tripomastigota metacíclico do vector e o tripanossoma da transmissão directa. E para os <u>invertebrados, o</u> tripomastigota

Doença de *T. evansi:* No Egipto Surra ou El-Debab ,também doença de Guffar no Sudão

Morfologia:

Tamanho: 15-30pm **Forma:** polimórfica delgada ou intermédia, com extremidade posterior arredondada, cinetoplasto subterminal, longo flagelo livre e membrana ondulante. Núcleo oval central.

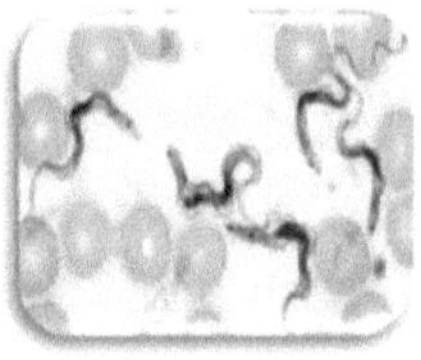 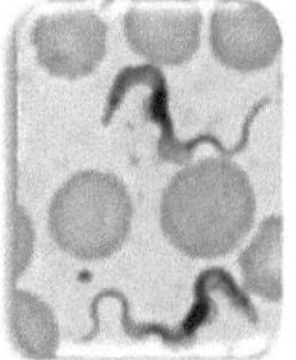

Sinais e sintomas clínicos:

1-A doença aguda manifesta-se por: febre intermitente, emaciação rápida, corrimentos oculares e nasais, edema das pernas e das partes inferiores do corpo, placas urticariformes no pescoço e no flanco

2-	A doença crónica pode levar a uma paralisia ascendente e a lesões cerebrais.

3-	Os animais infectados tornam-se progressivamente mais fracos com uma evolução prolongada.

4-Conjuntivite e cegueira em cães, aborto em camelos

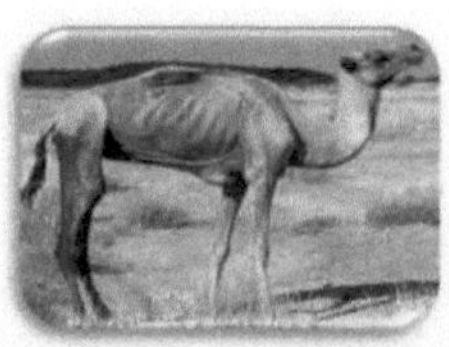
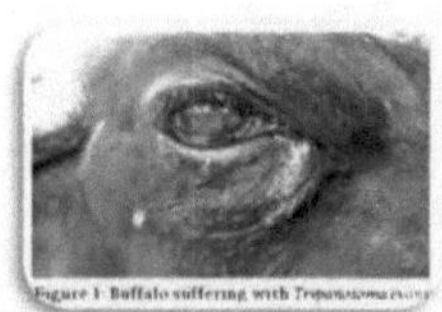

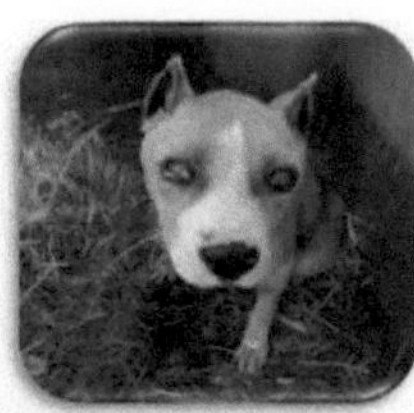
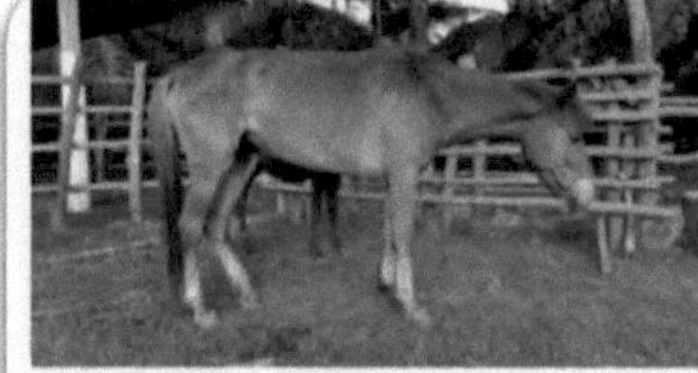
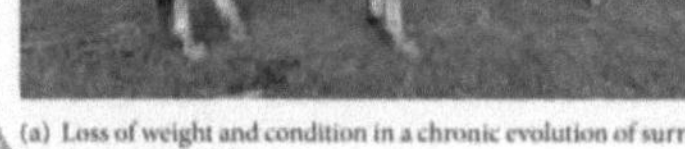

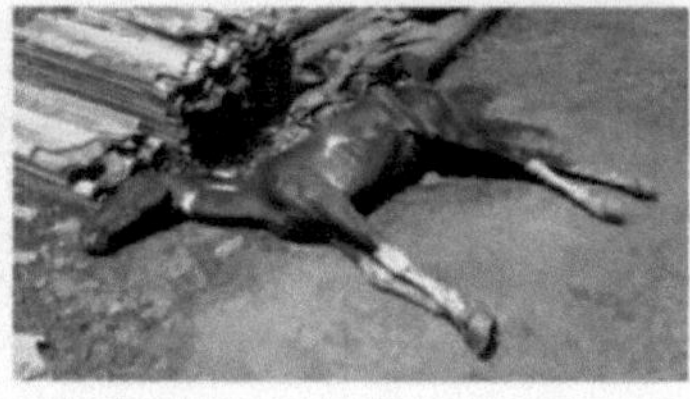

Diagnóstico:
1- **Sinais e sintomas clínicos.**
2- **Diagnóstico laboratorial:**
a-Detecção de esfregaço de sangue (húmido ou corado).
b-Teste serológico: CFT, teste de tripanossomíase por aglutinação em cartão.
C-Ensaio químico:
   1- Teste de turvação com cloreto de mercúrio: uma gota de soro do doente+1 ml de
1;30000 de merc. Chl., agitar bem durante alguns minutos, cor branca +ve.
   2- Teste do gel de formol: Uma gota de formalina a 40% + 1 ml de soro e incubação a
37 graus durante 2 horas, formação de gel +ve
   3- **Inoculação animal** com sangue fresco injectado intraprotésico em ratos de 24 em
24 horas e, em seguida, exame do sangue dos ratos após o terceiro dia durante 9-14 dias.
4- **Meios de cultura** Meios NNN
   Tratamento: Suramina, naganol, berinil e aceturato de diminazina (tripanodade).
Controlo: erradicação do insecto sugador de sangue

2. *T. equiperdum*

Hospedeiro: Equídeos (cavalos, asnos). Os cães e os animais de laboratório são
susceptíveis.
   Habitat: Membrana mucosa dos órgãos genitais do homem e da mulher (inchaços da
vagina e urticária). **Doença:** Dourina. **Transmissão:** Uma de mecânica venérea
doença transmitida por coito (relação sexual)
Período de incubação: 2 -12 semanas, curso crónico (6 meses a 2 anos)
Morfologia:
   Tamanho: 25 mícrones **Forma:** Monomórfica com extremidade posterior
arredondada, núcleo central, u.m. marcada, flagelo livre e cinetoplasto subterminal.

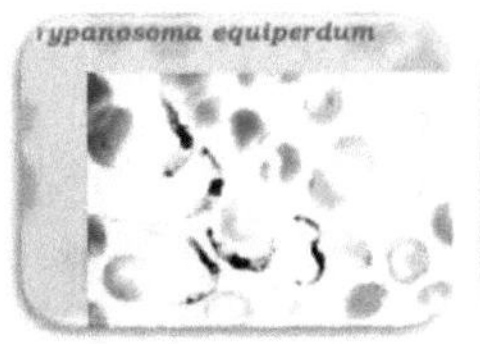

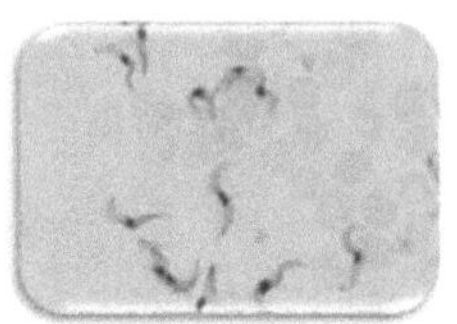
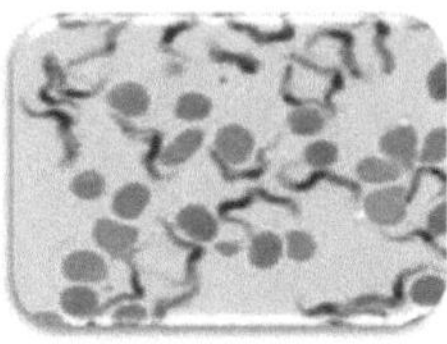

Sinais e sintomas clínicos, a doença apresenta-se em três fases:

1. Primeira fase (fase de edema):

Edema dos órgãos genitais e, frequentemente, da parte dependente do corpo. Febre ligeira, impotência e corrimento mucoso da uretra e da vagina. Na égua (cavalo fêmea), a mucosa vaginal torna-se hipermica e ulcerada.

2. Segunda fase (fase urticariforme):

-Uma área circunscrita da mucosa da vulva ou do pénis pode ficar despigmentada (1-4 polegadas). -Urticária aparece após 4-6 semanas e ocorre também nos lados do corpo (3 cm. de diâmetro), **Manchas prateadas ou manchas de dólar** permanecem durante 3-4 dias e depois desaparecem, podendo reaparecer mais tarde.

3. Terceira fase (fase paralítica):

-Os músculos da face e das narinas são os primeiros a ser afectados.

-Paralisia muscular do membro posterior, que se estende ao resto do corpo, seguida de decúbito dorsal e morte -Outros sinais Conjuntivite, anemia, emaciação.

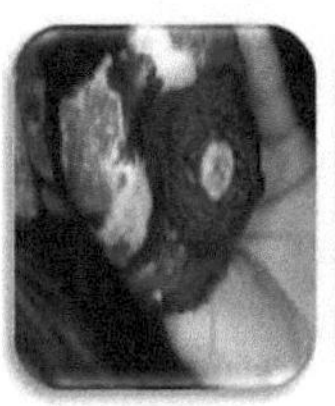
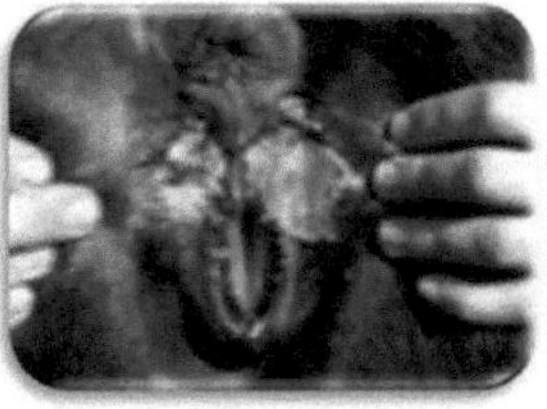
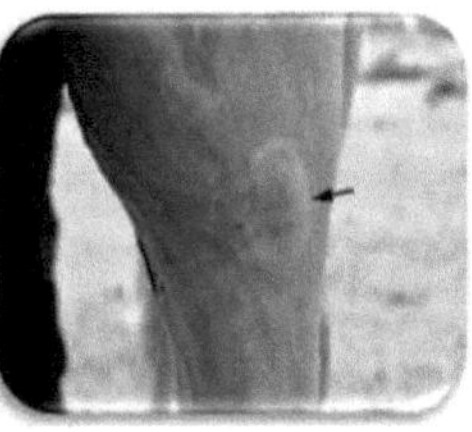

Diagnóstico:

1-   Esfregaço dos órgãos genitais de um homem e de uma mulher infectados. Trypanosoma no corrimento vaginal ou prepucial ou fluído seroso extraído de placas urticariformes 2-Inoculação animal 3-CFT **Controlo:** destruição do macho infectado (portador) para evitar a propagação da infecção.

3. *T. equinum*

Hospedeiro: Podem ser infectados equídeos (especialmente cavalos), cães e diferentes ruminantes.

Geog Dist: América Central e do Sul. **Habitat:** Sangue

Vector: *Tabanus* e *Stomoxys calcitrans* (principalmente) **Transmissão** mecânica

Doença: **"Mai de Caderas"** "Doença da anca"

Morfologia: -Semelhante ao *Trypanosoma evansi*, mas não tem cinetoplasto

(disquinetoplasto).

- 25 mícrones, monomórfico -Membrana ondulada bem desenvolvida. -Núcleo central.

Sinais clínicos sintomas (Mai de Caderas):

   A doença é raramente aguda e a morte ocorre em poucas semanas após o início dos sintomas clínicos.

1- Emaciação e fraqueza acentuada do quarto traseiro (Mai de Caderas, andar cambaleante).

2- Lesões oculares: conjuntivite, queratite, edema das pálpebras

3- Placas cutâneas transitórias ocorrem no pescoço e nos flancos

Diagnóstico: Na fase aguda: Filme de sangue. **Fase crónica:** Inoculação em animal de laboratório.

Grupo 2 *(Grupo* **Vivax)**

Trypanosoma vivax (duttonella)

Hospedeiro: Ruminantes (bovinos) e equídeos **Habitat:** Gânglios linfáticos.

_ n : . . *é* y)

Doença: Souma Transmissão: Biológica, o desenvolvimento ocorre apenas na probóscide. *Além disso, os parasitas são transmitidos mecanicamente através de hospedeiros vertebrados, sem crescimento ou multiplicação nos insectos. Nestes casos, a mosca alimenta-se de mais do que um animal antes de se saciar e permanece infecciosa apenas durante um curto período de tempo*

Morfologia: Monomórfico com flagelo livre, o seu comprimento, incluindo o flagelo livre, varia de 18-26 microns, o maior tripanossoma patogénico. Cinetoplasto grande e terminal.

Núcleo localizado centralmente, mas a maior parte do citoplasma encontra-se na parte posterior, que é um pouco inchada e romba.

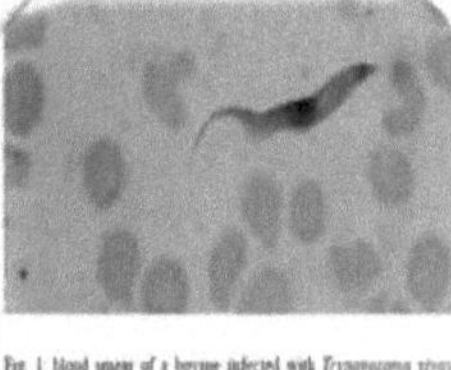

Sinais e sintomas clínicos: Na fase aguda da infecção, observam-se febre, lacrimejo, edema, queratite e perda de peso, anemia muito pronunciada e hemorragia visceral e mucosa generalizada, particularmente no tracto gastrointestinal. No campo, a doença que afecta os bovinos adultos pode ser suficientemente grave para provocar emaciação, aborto e morte.

Grupo 3 (grupo Congolense)

1-   T congolense

Anfitrião: Gado, camelos e cães. **Habitat:** Sangue.

Vector: Várias espécies de *Glossina (G. palpalis)* **Doença: Para "doença de Nagana"**

Transmissão: Ciclopropagativa biológica, os tripanossomas nunca chegam às glândulas salivares, desenvolvem-se no intestino médio e na probóscide

Morfologia:

-O tripanossoma **patogénico** mais **pequeno,** 9-22 microns. **-Monomórfico** no sangue

-Falta de **flagelo livre,** a forma mais longa, a forma das extremidades anteriores pode sugerir a presença de flagelo livre curto.

-O **núcleo** está localizado centralmente. **Cinetoplasto de** tamanho médio e situado na margem do corpo, mesmo em frente das exterimidades posteriores **(cinetoplasto subterminal marginal).**

-A membrana subungueal é pouco desenvolvida e inconsipicua.

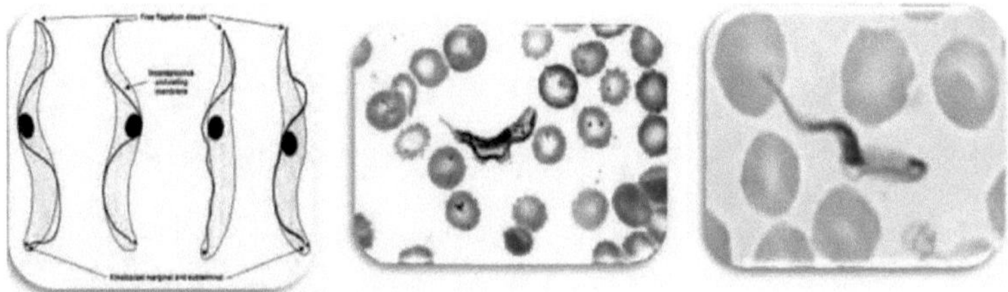

Sinais e sintomas clínicos da doença:

Nos bovinos: 1- Doença aguda fatal, morte em cerca de 10 semanas, anemia, emaciação, gânglios linfáticos inchados e edematosos, fígado congestionado, músculos cardíacos e rins, em fase hemorrágica. 2- Doença crónica, com recuperação em cerca de um ano. 3- Doença ligeira: estado assintomático. **Nos ovinos, caprinos, camelos e equinos** é semelhante à dos bovinos. **Suínos:** mais resistentes

Diagnóstico: No caso agudo, os tripanossomas são detectados no sangue (filme de sangue).

Em casos crónicos: Inoculação em animais de laboratório (porquinhos-da-índia).

2-1. simiae

Hospedeiros: Porcos (principalmente), camelos, ovelhas e cabras. **Habitat:** Sangue

Vector: *Glossina morsitans* **Transmissão:** biológica cíclica por tse tee e mecânica por moscas sugadoras de sangue

Morfologia: polimórfica 1-Longa robusta com f.f e u.m **2-Longa selanda** com f.f mas

u.m menos marcada. **3-Forma congolense curta.**

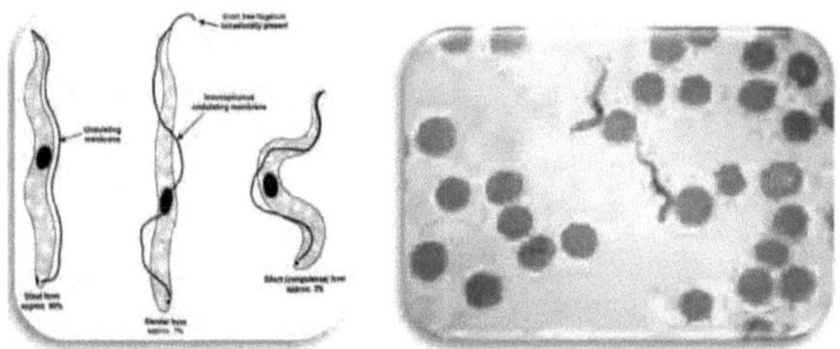

Sintomas: Altamente patogénico para os suínos, causando **pericutedeath** principalmente em camelos.

Grupo 4 (Bruceigroup)
1. T. brucei

Hospedeiro: Mais perigoso no cão, cavalo e camelo. Menos perigoso em bovinos, caprinos e suínos.

Habitat: Sangue, linfa, líquido cefalorraquidiano, pelo que o diagnóstico é efectuado através do exame do sangue, linfa e líquido cefalorraquidiano.

Geog. Dist: África (origem de *T.* gambiensee *T.rhodesiene*).

Doença: Nagana

Vector: *Glossina*

Transmissão: Biologicamente. Os cães são infectados devido à ingestão de presas hospedeiras infectadas.

Morfologia: Polimórfica com três formas principais, todas elas com cinetoplasto pequeno e membrana ondulante conspícua

1- Forma longa do selender: (23-30 miron)

2- forma curta e atarracada: (17-22 microns) normalmente sem flagelo livre, mas na qual podem existir ocasionalmente indivíduos com flagelo livre curto, o cinetoplasto subterminal. A posição do núcleo varia muito e, em alguns casos, na parte posterior da célula, às vezes tão posetrior que o cinetoplasto é anterior a ele, assim chamado (forma póstero-nuclear).

**3-	Forma intermédia:** De comprimento variável entre os dois tipos anteriormente mencionados. Um flagelo livre de comprimento variável está sempre presente, o núcleo está localizado centralmente. A extremidade posterior tem forma variável, mas geralmente é pontiaguda. O cinetoplasto está próximo da extermidade posterior.

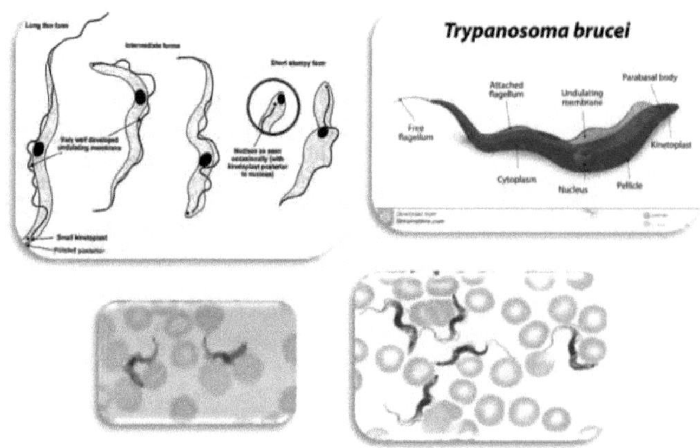

Patogenicidade e sinais clínicos:

1-Os equídeos afectados apresentam uma febre remitente, edema, inchaço da parte inferior do abdómen, dos órgãos genitais e das patas. 2-Descarga aquosa dos olhos e do nariz e anemia.

3-	Ficam emaciados, embora o seu apetite seja bom.

4- A atrofia muscular instala-se e, mesmo debilmente, desenvolve-se incoordenação e paralisia, seguida de morte. 5 - A evolução da doença é de 15 dias a 4 meses.

-A doença nos ovinos, caprinos, camelos e cães é grave (febre, conjuntivite, queratite e cegueira). -Nos **bovinos, a** doença é mais crónica**, com** febre remitente, inchaço do peito, anemia, emaciação progressiva, corrimento dos olhos e do nariz.

***Trypanosoma gambiense, Trypanosoma rhodesiense* (Tripanossoma humano)**

Hospedeiro: *O T. gambiense infecta* apenas o homem, enquanto *o T. rhodesiense infecta* o homem e os animais selvagens e tem importância zoonótica.

Vectores: *T. gambiense por Glossinapalpalis T. rhodesiense por Glossina morsitans*
:: i: _ . (ia

Patogénese: T *gambiense (doença crónica do sono) T rhodesiense doença aguda do sono*

2- *(Secção Stercoraria).*

Desenvolvimento no vector na parte posterior do tubo digestivo (estação posterior ou estercorária) e transmissão por contaminação com fezes

1- *Subgénero Megatrypanum (Trypanosoma theileri)*

Hospedeiro: bovinos, búfalos domésticos e vários bovídeos selvagens (membros da família dos bovinos).

Distribuição: *T theileri* é uma espécie cosmopolita (ocorre em todo o mundo).

Vector: transmitido por moscas tabanídeas e provavelmente também por carraças.

Morfologia: É uma espécie grande (de cerca de 30 a mais de 60, mesmo 100 pm), normalmente muito escassa no sangue periférico. O seu grande tamanho e a sua morfologia são características distintivas; a posição do cinetoplasto (longe da extremidade posterior), e a sua extremidade posterior finamente pontiaguda.

Patogenicidade: normalmente não são patogénicos e só nos preocupam porque podem confundir o diagnóstico parasitológico da tripanossomíase

Tripanossomas americanos
Subgénero Schizotrypanum (Trypanosoma cruzi)

Hospedeiro: Principalmente o homem e o tatu, o gato, o cão e os roedores actuam como hospedeiros reservatórios.

Habitat: Músculo cardíaco, intestino e sangue

Vector: *Triatoma megista* (insectos alados) e Omithodorus.

Doença: Cahgas agudas no sangue e crónicas no músculo.

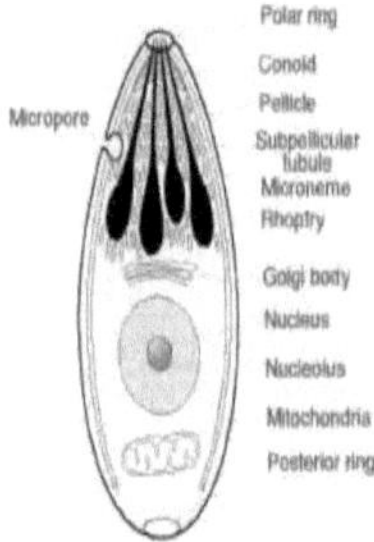

2-Phylum Apicomplexa (Locomoção por deslizamento)

• O filo **A picomplexa** contém organismos que possuem estruturas **"complexo apical"** que auxiliam na penetração na célula hospedeira.

• <u>As estruturas do complexo apical</u> são vistas apenas com o microscópio electrónico e incluem:

1- A película: consiste em três membranas unitárias e é característica de todos os esporozoítos e merozoítos de coccídeos.

2- Anéis polares: estruturas densas em electrões imediatamente abaixo da membrana celular que circundam a extremidade anterior. Na maioria dos coccídios estão presentes dois anéis polares.

3- Conóide: É uma estrutura oca em forma de cone, constituída por um ou mais microtúbulos enrolados em espiral, que ajuda a penetrar nas células hospedeiras. O conóide está presente em todos os coccídeos (membros da subordem Eimeriina), mas não nos hemoparasitas e piroplasmas.

4- Rhoptries: -São compostas por duas ou mais estruturas tubulares densas em electrões. -Atravessam o conóide na extremidade anterior do organismo e expandem-se numa estrutura semelhante a um saco na extremidade posterior.

5-   Micronemas: Estruturas elétron-densas em forma de bastonete que podem se fixar nos rhoptries.

6- Microtúbulos subpeliculares: Correm para trás a partir dos anéis polares.
   Servem de elementos estruturais e podem estar envolvidos no funcionamento da locomotiva.

7- Microporos (citóstomo): Um ou mais, formados por uma invaginação da película na extremidade anterior, para a ingestão de alimentos.

8- Outros organelos: Uma única mitocôndria, aparelho de golgi, retículo endoplasmático rugoso, vesículas de vários tamanhos estão presentes no citoplasma. O núcleo é vesicular.

Com excepção dos microporos, as estruturas descritas diferenciam-se e desaparecem depois de o esporozoíto ou merozoíto penetrar na célula hospedeira para se tornar um trofozoíto.
-Os quistos estão frequentemente presentes. "Todas as espécies são parasitas

Classe Sporozoa

Estes protozoários parasitas caracterizam-se por serem intracelulares.
-Complexo apical bem desenvolvido.
-A reprodução é assexuada (esquizogonia) e sexual (gametogonia).
Após a gametogonia, forma-se um zigoto que se divide para produzir esporos (esporogonia).

Classe Sporozoa
1- Subclasse Coccidia
Protozoários coccidianos entéricos
1 Família Eimeridae

-Os membros desta família são parasitas homoxenos com um único hospedeiro (infecção de um hospedeiro para outro sem intervenção do hospedeiro intermediário).

-Parasitas principalmente intercelulares do epitélio intestinal.

-Merogonia e gamegonia dentro da célula hospedeira e esporogonia fora do corpo

-O oocisto contém 0, , ,4 ou muitos esporocistos, g porozoítos.

-Os géneros diferenciam-se pelo número de esporocistos nos seus oocistos e pelo número de esporozoítos em cada esporocisto.

1-Género Eimeria

-Descoberto pelo cientista alemão Gustav Eimer (1843- 1898).

-É a causa mais importante da **coccidiose dos** animais e das aves de capoeira.

Hospedeiro: Aves de capoeira e animais herbívoros.

Habitat: A maior parte dos coccídios são intracelulares das células epiteliais do intestino, mas poucos como *E. anseris* e *E. truncate* nos rins de gansos e patos *e E. stidae* no fígado de coelhos.

Eimeria ch. por elevada especificidade do hospedeiro e do órgão, e também algumas espécies encontradas em locais especiais do tracto intestinal.

Espécies importantes:

- *Eimeria tenella*, em galinhas. - *E. meleagridis* em perus.

-*E. anseris* e *E. truncata (rim) em gansos e patos.*

-*E. bovis nos* bovinos. -*E. ovina* nos ovinos.

-*E. vanasi em peixes -E. perforans (intestino) e E. stidae (fígado) em coelhos*

Oocistos:

-Têm geralmente uma forma esférica ou ovóide. -O tamanho varia entre 15-50 microns.

-Os oocistos têm uma concha refractária com um pequeno poro numa das extremidades, a micrópila, que é coberta por uma capa polar.

-O oocisto esporulado contém quatro esporocistos, cada um com dois esporozoítos **(Tetrasporocístico-dizóico).** -Um corpo de Stiedae está presente numa extremidade da parede do esporocisto.

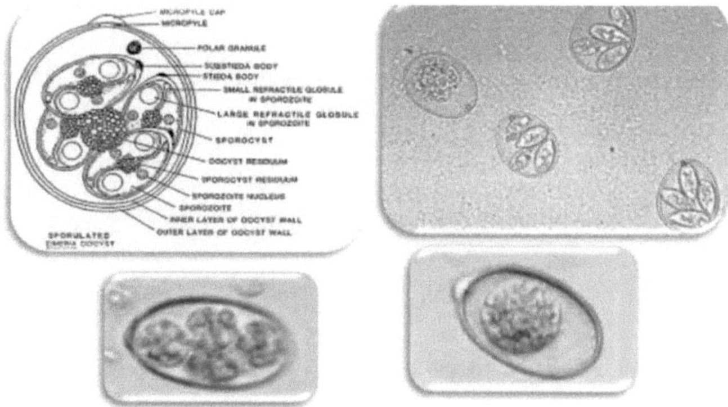

2-Genus *Isospora*

-Hospedeiro: Este género infecta o homem e uma vasta gama de hospedeiros animais (animais carnívoros e omnívoros). Principalmente gatos, cães e roedores.

Habitat: Parasita intracelular das células epiteliais do intestino delgado. No entanto, nos suínos, a fase extra-intestinal ocorre no baço, no fígado e nos gânglios linfáticos.

Espécies importantes:

* *Isosopora suis* em suínos. - *I. canisand em* cães. - *I. felis* nos gatos.
* *I. gallinae* em galinhas.

Oocistos: -Os oocistos esporulados têm uma forma elipsoidal alongada. -O tamanho varia de 20 a 35 microns. -A parede é lisa e fina. -O oocisto contém dois esporocistos, cada um com quatro esporozoítos **(Disporocístico-tetrazoico).**

* *I. hominis* in man.

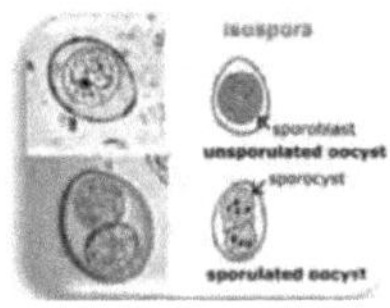

Ciclo de vida da Eimeria e da Isospora: - Divide-se em três fases: **esquizogonia, gametogonia e esporulação.**

1-Esquizogonia (reprodução assexuada):

-O hospedeiro fica infectado ao ingerir o oocisto esporulado.

A parede do quisto rompe-se no estômago por efeito do suco gástrico sobre a capa micropilar, libertando os esporocistos.

-No intestino delgado, os esporocistos são digeridos pelo efeito da tirosina e da bílis, libertando os esporozoítos (forma de banana, 4 microns com núcleo central).

-Cada esporozoíto penetra numa célula epitelial, arredonda e é conhecido como trofozoíto, que inicia o primeiro ciclo de esquizogonia.

-O esquizonte é constituído por um grande número de organismos nucleados alongados, conhecidos como merozoítos. A célula epitelial hospedeira que contém o esquizonte rompe-se e os merozoítos libertados reinvadem novas células hospedeiras para formar um esquizonte de segunda geração (3-5 gerações).

2. Gametogonia (reprodução sexual):

-Muitos dos merozoitos de segunda geração dão origem a gametócitos masculinos e femininos de 5 microns.

-A fêmea (macrogametócito) é uma célula grande e unicelular com um único núcleo grande. O macho (microgametócito) sofre divisões repetidas para formar um grande número de organismos biflagelados e uninucleados.

-Os microgametas, que são libertados após a ruptura da célula hospedeira e cada um deles penetra num macrogameta para formar o zigoto.

-Uma parede de cisto é formada em torno do zigoto para formar um oocisto.

-Este oocisto não esporulado entra no lúmen intestinal para ser eliminado com as fezes aos 4-7 dias após a infecção.

3. Esporulação:

-O oocisto não esporulado contém uma única célula (um esporo).

Em condições adequadas de O2, humidade e temperatura óptima, o esporão divide-se para formar esporoblastos que se desenvolvem em esporocistos.

-O citoplasma no interior de cada esporocisto divide-se em esporozoítos em forma de banana.

-O oocisto esporulado da *Eimeria* contém 4 esporocistos, cada um com 2 esporozoítos **(Tetra sporocystic dizoic).**

-O oocisto esporulado de **Isospora** contém 2 esporocistos, cada um com 4 esporozoítos **(Di sporocystic tetrazoic).**

- Em condições óptimas, a esporulação demora normalmente 2-5 dias, mas no camelo demora 5-17 dias. O oocisto esporulado é a fase infecciosa

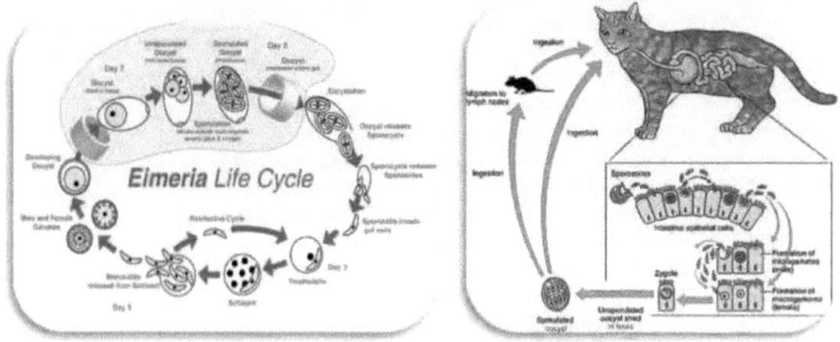

Patogénese: (Doença autolimitada na ausência de reinfecção)

• Os sintomas da doença são os da enterite diarreica. Tanto *a Eimeria* como *a Isospora*

induzem alterações na mucosa intestinal, cuja gravidade está **relacionada com muitos factores:** -Densidade do parasita -Localização dos parasitas na mucosa. -Número de células

destruído. -Número de gerações de merozoítos. -Número de merozoítos em cada geração.

-Grau e tempo de reinfecção. -Grau de imunidade do hospedeiro.

• Em infecções muito graves com espécies que se encontram profundamente na mucosa ou na submucosa *(E. tenella),* a destruição é tão grave que ocorre hemorragia. Nas espécies que se desenvolvem mais superficialmente, a infecção resulta numa diminuição do bordo em escova, dando a aparência de uma "mucosa plana", o que leva a uma redução da área de superfície disponível para absorção e, consequentemente, a uma redução da eficiência alimentar.

Quadro clínico: 1-Diarreia pastosa a aquosa, fezes com sangue, tenesmo, fraqueza e perda de apetite. 2- Enterite necrotizante ou hemorrágica grave, que pode predispor os animais a um crescimento excessivo de *Clostridium perfringens* com enterotoxemia associada.

3- Nas galinhas, a cocidose intestinal é causada pela *E. necatrix,* a cocidose cecal é causada pela *E. tenella,* enquanto a *E. acervulina* e a *E. maxima são as* principais causas de cocidose intestinal crónica. As galinhas infectadas mostram-se descaídas, deixam de se alimentar, amontoam-se e, ao quarto dia, produzem excrementos com sangue.

4- Coelhos que sofrem de diminuição do apetite, depressão, dores abdominais e mucosas pálidas e aquosas, enterite diarreica profusa e convulsão ou paralisia, relutância em mover-se. Nesta ocasião, as lesões esbranquiçadas correspondiam a hiperplasia e fibrose das vias biliares devido à presença de coccídios *(Eimeria stiedae)*.

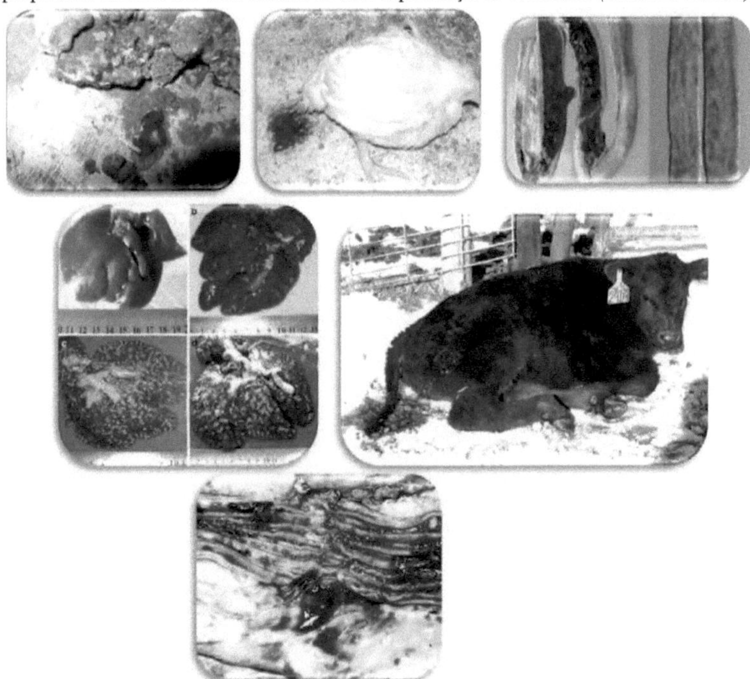

Diagnóstico: 1-Sintomas clínicos: principalmente diarreia com sangue.

2- Detecção de oocistos esporulados pela técnica de flutuação.

3- Estudo de oocistos esporulados através da mistura de fezes em solução de dicromato de potássio a 2,5% numa placa de Petri de camada fina para permitir a esporulação de oocistos.

4- O melhor diagnóstico é efectuado através do exame mais mortem; a localização e o tipo de lesões fornecem um bom guia para a espécie.

Tratamento: 1-Toltazuril (baycox) 1ml/linhada dois dias

2- Sulfadimidina ou sulfaquinoxalina. 140 mg/kg durante 3 dias.

3- Amprolium 10 mg/kg durante 5 dias. 4-Vit. A e vit. K 1g/litro durante 3 dias.

5- Tratamento da infecção secundária com doxiciclina e neomicina.

Para evitar a resistência aos medicamentos

1- Programa de vaivém: utilização de dois tipos de medicamentos anti-coccidianos no mesmo bando: um medicamento de 1 a 27 dias e outro de 28 a 40 dias.

2- Programa de mudança: Utilização de um medicamento durante todo o ciclo, desde o primeiro dia até à comercialização, durante dois ciclos e utilização de outro medicamento no terceiro.

Controlo 1-Tratamento de aves e animais infectados. E isolamento das crias dos adultos,

2- Utilização profiláctica de medicamentos anti-coccidianos nos alimentos e na água.

3- Evitar a contaminação dos alimentos e da água com excrementos.

4- Boa ventilação e limpeza diária e remoção de fezes.

5- Desinfecção das explorações com formalina, composto de iodo e hidróxido de amónio a 10%.

6- **Vacinação através de uma** vacina **viva** contendo uma mistura de oócistos de *Eimeria* por passagem rápida da infecção da galinha e, em seguida, isolamento do oócisto imaturo com virulência fraca e estirpe de multiplicação lenta e administrada na água potável aos 5-9 dias ou na alimentação no primeiro dia.

2- Produção de crias de galinhas vacinadas que recebem imunidade materna por injecção galinhas reprodutoras com gametócitos às 12-16 semanas e às 18-20 semanas que dão imunidade materna através do ovo

<h1 align="center">3-Genus Tyzzeria</h1>

Anfitrião: Patos e gansos
Habitat: Intestino delgado
Duas espécies: *T. perniciosa* - **intestino delgado do pato.** *T. anseris - intestino delgado* **de gansos.**
Oocisto: O oocisto esporulado contém 8 esporozoítos nus (sem esporocisto).
Patogenicidade: Altamente patogénico para os jovens
-O patinho afectado deixa de comer, perde peso, fica fraco e chora continuamente.
-Na necropsia, inflamação e área hemorrágica em todo o intestino, especialmente na metade superior. A parede intestinal é espessa e redonda. Em casos graves, o lúmen está cheio de sangue e contém frequentemente exsudado de queijo.

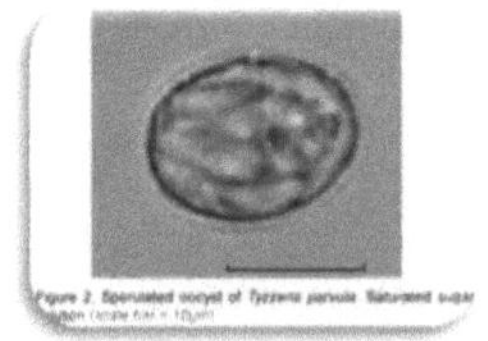 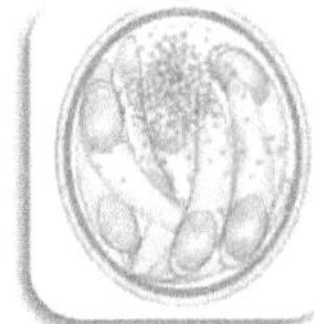

<h2 align="center">2-   Família Sarcocystidae (Coccidiose dos tecidos)</h2>

-Incluindo cinco géneros: ***Toxoplasma, Neospora, Sarcocystis, Besnoitia e Hammondia***
-Os seus ciclos de vida são semelhantes aos da *Eimeria* e da *Isospora*, excepto:
-O ciclo assexual ocorre no hospedeiro intermediário da presa
-O ciclo sexual ocorre no hospedeiro final predador (ciclo de vida heteroxeno)
-O oocisto contém dois esporocistos, cada um com quatro esporozoítos (tetrazóicos disporocísticos)

<h3 align="center">1-   Género Toxoplasma (Toxoplasma gondii)</h3>

-Descoberto na Tunísia, em 1908, no rato Gondi, e descoberto no ser humano nos Estados Unidos
Montanhas Gondi. -Parasitas cosmopolitas zoonóticos.
Hospedeiro: O hospedeiro **predador** é principalmente o gato doméstico, enquanto o homem, os animais (bovinos, ovinos, caprinos, suínos) e as aves (galinhas, pombos) servem como **hospedeiros presas.**
Habitat: Parasita intracelular obrigatório Habitando o intestino delgado do **gato (predador**
host) _ _ . f . . t ₛ
células, tecido glandular, músculo cardíaco e esquelético, membrana fetal, leucócitos, livre no sangue e no exsudado peritoneal, excepto no interior das hemácias).
Fases de desenvolvimento:
1. Oocistos:
Encontram-se nas fezes dos gatos, não esporuladas e medem 12 X 10p.

A esporulação ocorre no solo dentro de 1-3 dias.

O oocisto esporulado contém 2 esporocistos cada

s ") sem

uma micrópila na parede do oocisto ou um corpo de stieda nos esporocistos.

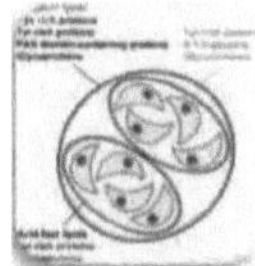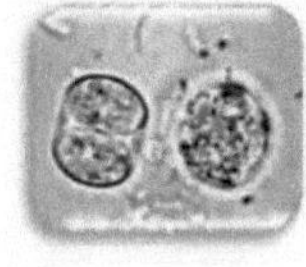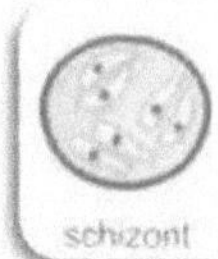

2-Esquizontes: Ocorrem principalmente no jejuno e no ílio do gato, o núcleo do trofozoíto divide-se seguido de divisões do citoplasma formando 32 merozoítos.

3-   Gamontes: Ocorrem mais frequentemente no íleo do gato. O macrogameta e o microgameta unem-se formando o zigoto no interior do oocisto, que passa para o lúmen do intestino sem ser esporulado.

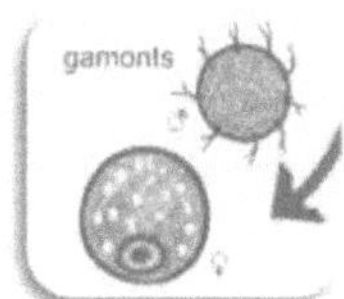

4- Taquizoítos: Ocorrem em muitas células do hospedeiro (neurónios, endotélio, células hepáticas, tecido glandular, músculo cardíaco e esquelético, membrana fetal, leucócitos, livres no sangue e no exsudado peritoneal, excepto no interior das hemácias), presentes em (vacúolos parasitóforos) formados pela célula hospedeira, podendo haver 8-16 organismos num vacúolo a que se chama **pseudocisto,** que mede 6-8 microns.

A taquizoíta tem forma de banana ou de crescente, com uma extremidade pontiaguda e a outra arredondada, com 6x3 microns.

Núcleo central ou na extremidade larga

5- Bradyziotes: Estão contidos num quisto (zoitocisto ou quisto tecidular) e ocorrem principalmente no fígado, pulmão, músculo e cérebro. Podem existir vários milhares de organismos e um quisto mede 100 microns.

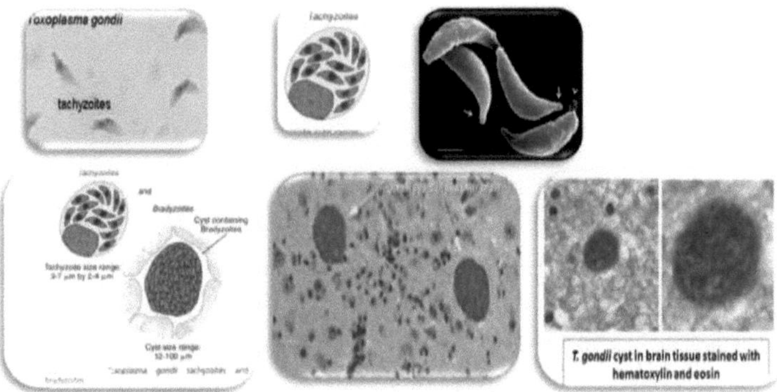

Transmissão:

1- Ingestão de oocistos esporulados em legumes ou água contaminados ou durante a limpeza dos tabuleiros das camas.

2- A propagação dos oocistos pode ocorrer através de moscas, que podem contaminar os legumes, a carne e as forragens.

3- Ingestão de taquizoítos ou bradizoítos em quistos presentes em carne mal cozinhada ou durante a manipulação de carne crua infectada.

4- Transplacentária, ocorre em animais prenhes ou humanos quando expostos pela primeira vez à infecção por *T. gondii*. 5- Transmamária. 6-Connatal

7- Transfusão de sangue e transplante de órgãos.

- **A infecção do gato** ocorre por carnivorismo do que por via feco-oral, através da ingestão de aves infectadas, roedores e carne carnuda.

Ciclo de vida

1- No hospedeiro predador (Reprodução sexual):

a-Estádio estreitoepitelial.

-O gato é infectado pela ingestão de tecidos de animais, principalmente ratos infectados com cistos de taquizoítos ou bradizoítos.

-A parede do quisto é digerida no estômago do gato e os taquizoítos ou bradizoítos libertados penetram no epitélio intestinal para iniciar a esquizogonia com geração repetida seguida de gametogonia com formação de oocistos.

-Os oocistos não esporulados são libertados para o lúmen do intestino e passam com as fezes do gato dentro de

3-   10 dias de infecção.

b-Estágio extra-intestinal.

-Outros taquizoítos ou bradizoítos penetram na mucosa e começam a desenvolver-se na lâmina própria, no linfonodo mesentérico e noutros órgãos distantes, nos glóbulos brancos e a multiplicar-se por endodyogonia. **-A esporulação** do oocisto ocorre no solo e leva de 1 a 3 dias a uma temperatura de 24°, tetrazóico disporocístico.

2- No hospedeiro presa (reprodução assexuada):

-Quando o oocisto esporulado é ingerido pela presa hospedeira, os esporozoítos são libertados e penetram na parede intestinal. -Os esporozoítos circulam no sangue e são denominados taquizoítos.

Quando os taquizoítos entram em diferentes células do corpo, multiplicam-se por endodyogonia nos vacúolos formados pela célula hospedeira.

Quando os taquizoítos 8-16 são acomodados, rompem-se e novas células são infectadas. A este processo dá-se o nome de **toxoplasmose aguda.**

-A parasitemia continua por vezes até ao aparecimento de anticorpos no plasma sanguíneo. Estes anticorpos limitam a invasividade do taquizoíto e resultam na formação de quistos contendo milhares de bradizoítos, sendo esta fase designada por **toxoplasmose latente ou crónica.**

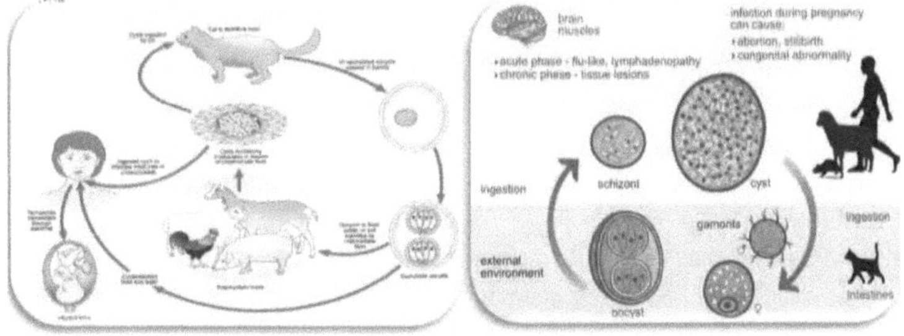

Patogénese: 1 - Os organismos são disseminados pelos linfáticos e pelo sistema portal, com subsequente invasão de vários órgãos e tecidos.

2- Numa infecção grave, os taquizoítos em multiplicação podem produzir áreas de necrose em órgãos vitais como o miocárdio, os pulmões, o fígado e o cérebro. Durante esta fase, o hospedeiro pode tornar-se pirex e ocorre linfadenopatia.

3- À medida que a doença progride, formam-se os bradizoítos. Esta fase crónica é geralmente assintomática.

4- Em animais prenhes e no homem, expostos pela primeira vez à infecção, ocorre doença congénita e as lesões predominantes são -Sinais nervosos -Retinocorodite

A retina torna-se inflamada e necrótica e a camada pigmentada é rompida pela infiltração de células inflamatórias. -O úmero vítreo é invadido por tecido de granulação.

-Os anticorpos contra o *Toxoplasma* são amplamente prevalecentes em todo o mundo, mas a toxoplasmose clínica é menos comum, havendo **vários factores que afectam este fenómeno.**

1-   A virulência da estirpe. 2-A susceptibilidade de cada hospedeiro e da espécie hospedeira. 3-A idade do hospedeiro (adulto mais resistente). 4-Grau de imunidade adquirida:

-Os suínos são mais vulneráveis do que os bovinos.

-As galinhas são mais susceptíveis do que os carnívoros.

Sinais clínicos em diferentes presas hospedeiras:

- **1. Ruminantes:**

a- Ovelha - A doença manifesta-se por febre, dispneia, sinais nervosos.

-As manifestações mais importantes são o aborto nas ovelhas e a mortalidade perinatal nos borregos.

- Se a infecção das ovelhas ocorrer no início da gestação (< 55 dias), há morte e expulsão do pequeno feto.

- Se a infecção ocorrer a meio da gestação, o aborto é mais facilmente detectado e os organismos são encontrados nas lesões brancas típicas, 2 mm nos cotilédones da placenta e nos tecidos fetais. Alternativamente, o feto morto pode ser retido, mumificado e expelido mais tarde. Se o feto sobreviver, o borrego pode ser nado-morto ou, se estiver vivo, fraco, reclinado e pode morrer na semana

- Infecção no final da gestação, os fetos sobrevivem, mas apresentam sinais nervosos e anomalias congénitas.

b- Bovinos - A doença assume a forma nervosa, mas nos vitelos caracteriza-se por dispneia, tosse, espirros, corrimento nasal, tremores e abanões de cabeça. Linfonodomegalia "pré-escapular".

2. Cães: -O início da doença é marcado por febre com lassidão, anorexia e diarreia. A pneumonia e as manifestações neurológicas são comuns. Na necropsia, podem ser demonstrados quistos de bradizoítos em células do cérebro e do tracto respiratório. Os gânglios linfáticos associados estão aumentados.

3. Porco: A doença é semelhante à dos cães. São descritos o nascimento prematuro e o aborto.

4. Aves domésticas: A toxoplasmose é ocasionalmente registada. Manifesta-se por emaciação e sinais nervosos, necrose da retina com infiltração celular.

5- Gato: apesar de o gato ser frequentemente infectado, a doença clínica é rara, a transmissão congénita também é pouco frequente, tendo ocorrido após a activação do bradizoíto durante a gravidez. -Gato jovem com febre, pêlo áspero, diarreia amarelada, coriorretinite, opacidade das comissuras e uveíte (forma irregular da pupila, opaca e fumada).

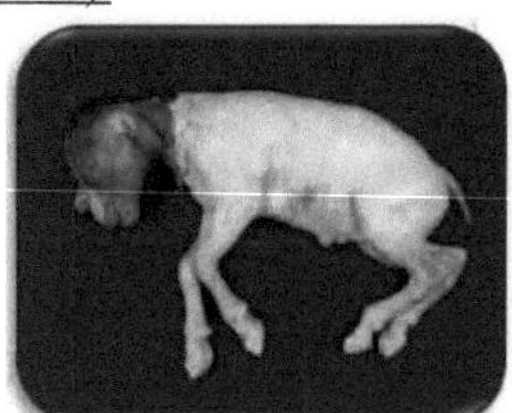
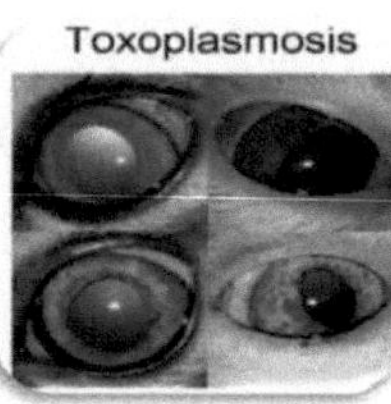

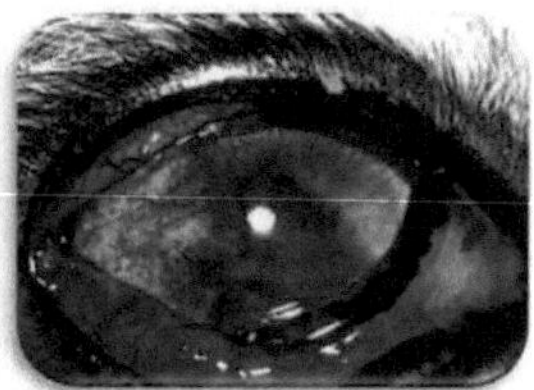

6-Homem: 1-Infecção aguda; Febre, dores de cabeça, dores musculares e, por vezes, complicações pulmonares. * Esta síndrome pode ser facilmente confundida com "gripe".

- Forma cerebrospinal, com febre, delírio e convulsões

2-   Infecção crónica; <u>manifesta-se por encefalite crónica, corioretinite, cegueira, miocardite e pneumonia.</u>

3-   Toxoplasmose congénita; causa **aborto precoce ou nado-morto.** Os bebés que **sobrevivem** podem ter hidrocefalia ou microcefalia e muitas vezes morrem logo após o nascimento. Os fetos menos gravemente afectados podem ser cegos ou ter corioretinite.
- A lesão cerebral manifesta-se por atraso mental, calcificação intracerebral e ataques epilépticos.

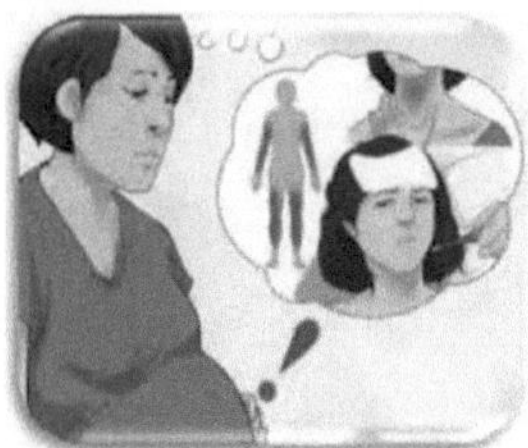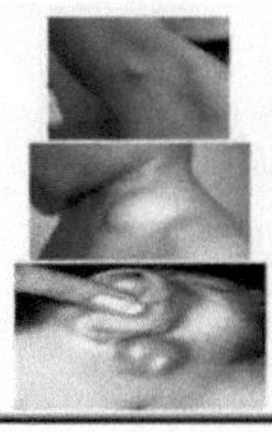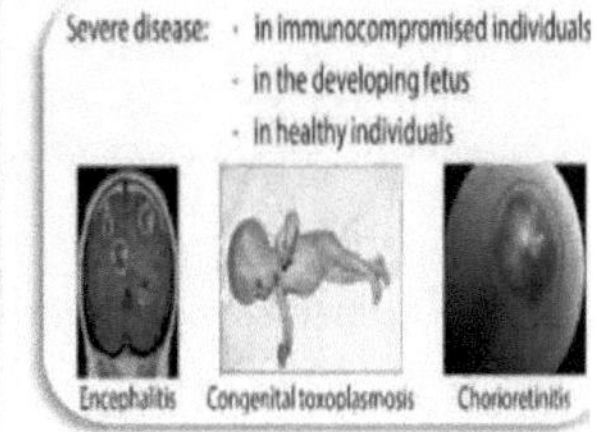

Diagnóstico: 1. Isolamento do Toxoplasma a partir de tecidos infectados ou suspeitos por inoculação intraperitoneal em ratos de laboratório após digestão em líquido digestivo péptico. - Este método tem a desvantagem de, a menos que a estirpe de Toxoplasma seja altamente virulenta, serem necessárias 3 semanas para reconhecer os quistos nos ratinhos.

2. Testes serológicos: Teste de coloração A-Sabin-Feldman: Prova em que a coloração do citoplasma dos trofozoítos viáveis do Toxoplasma é impossibilitada pelo corante azul de metileno na presença de anticorpos contra o parasita no soro do doente ou do animal suspeito.

- Se não existirem anticorpos, os trofozoítos com membrana intacta são corados e aparecem a azul ao microscópio (resultado negativo).

• Se existirem anticorpos anti-Toxo no soro, a membrana do parasita é lisada e os trofozoítos de Toxoplasma não são corados (resultado positivo).

• Os trofozoítos não estão corados +ve resultado. - Os trofozoítos estão corados a azul -ve resultado

b)   Teste de imunofluorescência indirecta: É preferível, uma vez que não necessita de organismos vivos. É importante testar duas amostras colhidas com um intervalo de 2 semanas para determinar se
um título crescente está presente, o que indica uma infecção recente.

c)   ELISA: É um teste mais recente, que é capaz de detectar uma infecção recente através da estimativa de IgM (é o primeiro anticorpo a aparecer em resposta à exposição inicial a um antigénio) em comparação com os anticorpos IgG na infecção crónica.

Tratamento:

1- **Gato:** -Combinação de sulfadiazina e trimetoprime 15: 50 mg/kg durante uma semana.

-Amprolium 20-50mg/kg durante 10 dias. -Clindamicina 25-50 mg/kg durante 7-14 dias

Ruminantes: Monensina 200mg/kg durante 2 semanas.

Humanos: Sulfadiazina 2-4 gramas + pirimetamina 50 mg por mês. Em caso de perturbação renal, utilizar clindamicina em substituição da sulfadiazina.

Controlo: 1-Limpeza diária das caixas de areia dos gatos e eliminação adequada das fezes.

2- Lavagem das mãos depois de manusear carne crua e antes de comer.

3- Os roedores devem ser controlados. 4-A carne crua não deve ser dada aos gatos.

5- Vacina Toxovac S48 para protecção contra o aborto em ovinos e caprinos

2- *Género Neospora (Neospora caninum)*
A neosporose surgiu como uma doença grave dos cães e dos bovinos em todo o mundo

Anfitrião final: Cão

Anfitrião Intermedia!: Cão, gado, búfalo, ovelha, cabra e cavalo.

Habitat: Como *o Toxoplasma.*

- Os oocistos excretados não esporulados nas fezes do cão atingem 12 mícrones de diâmetro. A esporulação ocorre no exterior (tetrazóico disporocístico como Toxoplasma)

-Os taquizoítos atingem 6x2 microns, os **bradizoítos** tecido cístico. Ovais ou arredondados, atingem 107 microns, estão presentes intracelularmente em tecidos finais e intermediários, primários são encontrados no **sistema nervoso central**

Transmissão:

A-Transmissão horizontal

1- Ingestão de oocistos esporulados (cão e outros animais, principalmente bovinos).

2- Pode ocorrer uma maior propagação de oocistos através de moscas, que podem contaminar legumes, carne e forragens para animais (cães e animais, principalmente bovinos)

3- Ingestão de taquizoítos ou bradizoítos em quistos presentes em carne mal cozinhada ou durante a manipulação de carne crua infectada (cães).

B-Transmissão vertical; 1-Transplacentária, ocorre em animais prenhes, comum em novilhas. 2-A via vertical é o principal modo de transmissão em bovinos.

3- Presente no sémen, pelo que é transmitido por via venérea ou por transferência de embriões da vaca dadora. **Ciclo de vida**: como *o ToxoplasmaNão é* zoonótico

Quadro clínico:

a-Cães:- Cachorros infectados por via transplacentária, com sinais neurológicos às três semanas após o nascimento, paralisia flácida dos membros posteriores, dermatite nodular, pneumonia, incontinência urinária e fecal, hepatite, miocardite e miosite.

b-Bovinos: -Devido à ingestão de oocistos esporulados.

-Responsável por 45% dos abortos e nados-mortos em animais prenhes, especialmente no início e a meio da gestação. No final da gestação, os recém-nascidos até aos 2 meses sobrevivem à infecção mas estão fracos, com paralisia dos membros posteriores ou anteriores, fraqueza muscular, incapacidade de se levantar, tremores, ataxia, exoftalmia, aspecto assimétrico dos olhos, hidrocefalia

-Os animais infectados transportam os órgãos durante muitos anos e provocam abortos repetidos.

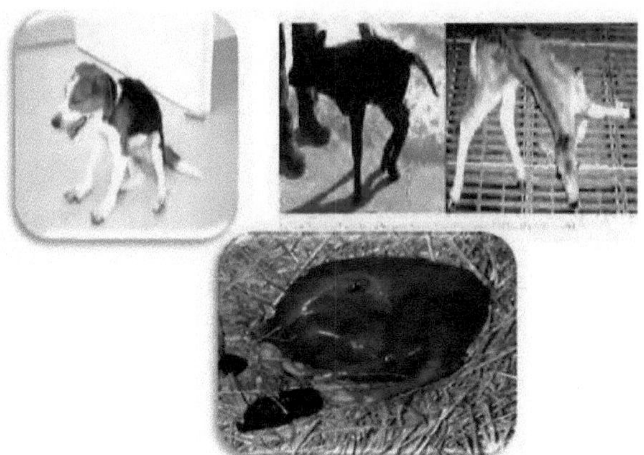

3-   Género: *Sarcocystis*

• É um parasita heteroxeno obrigatório que tem como **hospedeiros predadores** carnívoros: cães, gatos e homem, e **hospedeiros presas** variáveis: ovelhas, bovinos, búfalos, porcos, camelos, aves, peixes e homem. **Habitat:** -Cisto de **bradizoítos** nos músculos estriados (esqueléticos e cardíacos) dos hospedeiros presas e no endotélio dos vasos sanguíneos dos hospedeiros presas.

-Oocisto: no intestino delgado do hospedeiro predador.

Fases de desenvolvimento

1-   Oocistos: - Estes desenvolvem-se na lâmina própria do intestino delgado do hospedeiro predador, onde ocorre a esporulação. - O oocisto esporulado tem uma parede lisa e contém dois esporocistos, cada um com quatro esporozoítos **(tetrazóicos disporocísticos).**

• A parede do oocisto é frágil, pelo que os esporocistos são normalmente libertados no lúmen e eliminados com as fezes do hospedeiro predador. - Os esporocistos têm sido frequentemente confundidos com oocistos de Cryptosporidium.

2. Gamontes: - Desenvolvem-se directamente a partir dos esporozoítos libertados após a penetração na lâmina própria do hospedeiro predador. - Diferenciam-se em macro e microgametas que se unem para formar o oocisto.

3. Esquizontes: - Encontram-se nas células endoteliais dos vasos sanguíneos das presas hospedeiras, medindo 2-8 um, os citofaners que irradiam em músculo, a região periférica ocupada por meterócitos que se desenvolvem em bradizoítos alongados.

4. Cistos de bradizoítos (Sarcocistos ou túbulos de Miescher). - Estes estão presentes nos músculos das presas hospedeiras. - Os quistos podem ser micro ou macroscópicos e aparecem como estrias esbranquiçadas com forma fusiforme ou fusiforme, correndo na direcção das fibras musculares.

- Normalmente, os quistos macroscópicos variam entre 0,5 mm e alguns centímetros.

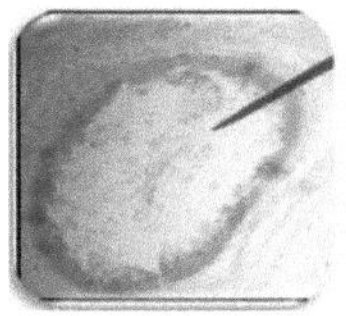
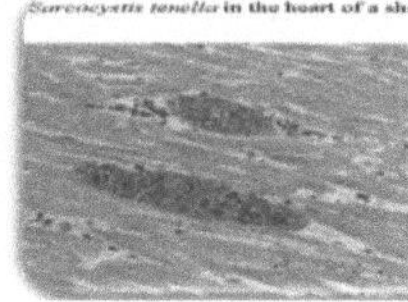
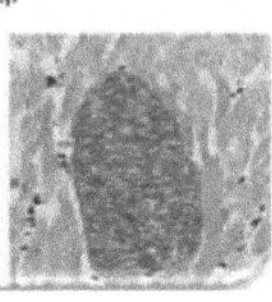
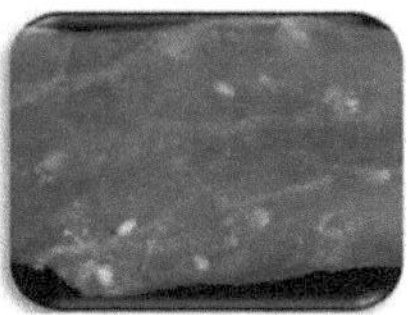

Transmissão

-Ingestão de esporocistos em alimentos ou água contaminados por fezes de cães ou gatos.

-As moscas podem contaminar mecanicamente os alimentos ou as bebidas com os esporocistos.

-A infecção do hospedeiro final, incluindo o homem, ocorre por ingestão de quistos de bradizoítos nos músculos através da ingestão de carne crua ou mal cozinhada.

Ciclo de vida

1. No hospedeiro predador: (forma intestinal): - A infecção ocorre por ingestão de cistos de bradizoítos (sarcocistos) nos músculos do hospedeiro intermediário.

• Os bradizoítos são libertados no intestino, penetram na mucosa, passam para a lâmina própria e diferenciam-se em micro e macrogametócitos.

• Após a fertilização, formam-se oocistos de paredes finas. A esporulação ocorre na lâmina própria. - Normalmente, a parede frágil do oocisto rompe-se e os esporocistos livres são eliminados nas fezes no prazo de 7 a 14 dias.

2. No hospedeiro presa (forma muscular) - A infecção dá-se pela ingestão de esporocistos nos alimentos ou na água. - Os esporozoítos libertados invadem a parede intestinal e entram nas células endoteliais dos capilares para iniciar ciclos repetidos de esquizogonia.

• Por fim, os merozoítos resultantes penetram nas células musculares.

• Estes encistam e dividem-se por um processo de endodyogenia, dando origem a bradizoítos contidos num quisto que é designado por sarcocisto e que constitui a fase infecciosa para o hospedeiro final.

• O intervalo de tempo do ciclo de vida no hospedeiro presa é geralmente de 2-3 meses, consoante a espécie.

• **A esquizogonia e a encistamento** ocorrem exclusivamente no hospedeiro herbívoro.

*A gametogonia, **a fertilização e a esporulação** ocorrem exclusivamente no hospedeiro carnívoro.

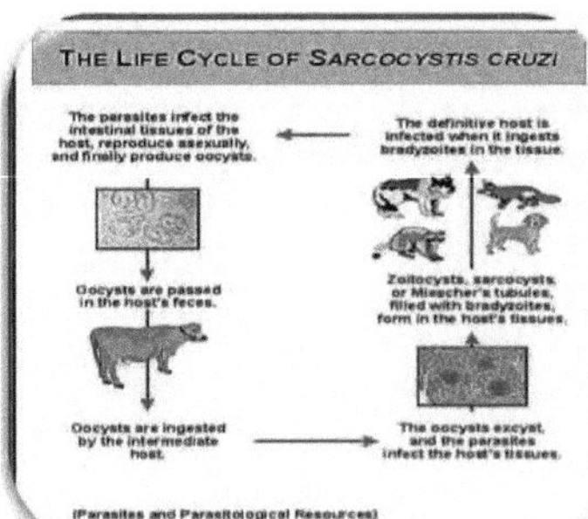

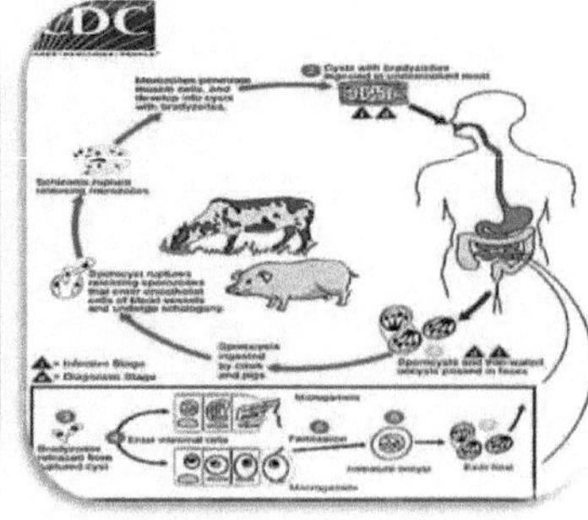

Important species:

A nomenclatura de *Sarcocystis spp.* incorpora as do hospedeiro intermediário e do hospedeiro definitivo:

-A **espécie mais importante que tem o cão como hospedeiro principal:**

1- *Sarcocystis bovicanis (S,cruzi) 2- S. ovicanis 3- S. capricanis. 4- S. equicanis. 5- S. lindemanni. 6- S. suicanis.*

-A **espécie mais importante que tem o gato como hospedeiro principal:**

1- *S. bovifelis (S. hirsuta). 2- S. ovifelis. 3- S. suifelis.*

-As **espécies mais importantes que têm o homem como hospedeiro principal:**

1- *S. bovihominis. 2- S. suihominis.*

Patogénese: -A infecção **no** hospedeiro **predador** não é patogénica, embora se registe uma ligeira diarreia. **-No** hospedeiro **presa,** o principal efeito patogénico é devido à esquizogonia no endotélio vascular. - Observa-se miosite degenerativa com os sarcocistos em desenvolvimento. - O parasita contém uma toxina potente chamada "sarco-cistina", que tem uma acção selectiva na medula espinal quando inoculada por via intravenosa em coelhos.

Sinais clínicos: - Na infecção ligeira, não se observam manifestações.

- Infecção grave anorexia, febre, anemia e perda de peso.

-Nos **bovinos:** febre, anemia, *linfadenopatia,* anorexia, diarreia, hipersalivação, fraqueza e perda de pêlo à volta dos olhos e na extremidade da cauda, edema submandibular.

Diagnóstico

1- Exame das fezes para detecção de esporocistos.

2- Biópsia muscular para detecção de quistos microscópicos.

3- A inspecção da carne revela um quisto macroscópico.

4- Testes serológicos: hemaglutinação indirecta ou ELISA.

Tratamento: - Não existe tratamento eficaz.

Controlo: 1 - Os cães e gatos de quinta não devem ser alojados em armazéns de forragens nem defecar nos locais onde estão alojados os animais. 2. Não se deve dar carne crua a cães ou gatos.

3. Evitar comer carne mal cozinhada. 4. Boas medidas de higiene.

4- Género *Besnoitia (Besnoitia besnoiti)*

Hospedeiro: Predador apenas **de** gado bovino, caprino e equino.

Este género caracteriza-se por:

1- **Oocistos** semelhantes aos do *Toxoplasma* (tetrazóicos disporocísticos).

2- **A esporulação** ocorre fora do hospedeiro aos 24 dias após a desfolha.

3- **A esquizogonia** ocorre nas células endoteliais dos vasos sanguíneos.

4- Os quistos **bradizoítos** encontram-se principalmente em fibroblastos na pele ou sob a pele, conjuntiva, laringe

-Não são septados e atingem um tamanho de até 0,6 mm e têm uma parede muito espessa. O quisto contém vários núcleos achatados de células hospedeiras gigantes.

5- **Infecção biológica de bovinos** através da ingestão de oocistos esporulados de fezes de gato.

6- **A propagação mecânica** por moscas que picam pode transmitir a infecção quando se alimentam de lesões cutâneas do gado.

Sinais clínicos:

1- **Na** fase sistémica **inicial,** febre, fotofobia, lacrimejo e linfadenopatia.

2- Na fase crónica, há um <u>inchaço subcutâneo doloroso e um espessamento da pele, a perda de pêlo e a necrose levam a perdas económicas devido à condenação das peles.</u>
3- Infecção **grave**, aborto, esterilidade e morte.

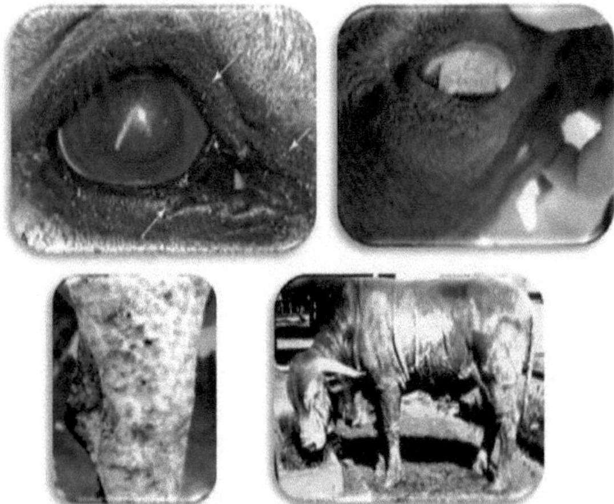

Diagnóstico:
1- Biópsia da pele da área afectada para detectar quistos, que são esféricos, encapsulados e não septados.
2- O esfregaço de sangue pode revelar merozoítos.
3- O exame da conjuntiva escleral pode revelar o quisto a olho nu.
Tratamento: Desconhecido
Controlo:
-Isolamento dos animais infectados.
-Seperação de gado de gato.

4-   *Género Hammondia*
Hammodia hammondi

Predador: Gato **Presa:** Pequeno roedor
Por: 1- Oocisto como *Toxoplasma* 2-Sporulação ocorre fora do hospedeiro final em 2-5 dias
3-   Após a infecção de roedores, a multiplicação de taquizoítos na laminia propria do intestino. 4-Bradyzoite formado no músculo dos roedores 5-Não patogénico

Família cryptosporidiidae
Género *Cryptosporidium*

Habitat: São parasitas da borda em escova das células epiteliais do intestino, da vesícula biliar e do tracto respiratório.
Hospedeiro: Grande número de animais, aves, répteis, peixes e o homem.
Espécies importantes: Não tem especificidade de hospedeiro e a infecção cruzada ocorre entre os animais e o homem.

Cryp. parvum: vitelos jovens com 2 semanas - 3 meses.
Cryp. bovis: bovinos adultos.

Cryp. muris: mamíferos (rato).
Cryp. Meleadgridis: intestino de aves
Cryp. baileyi: sistema respiratório das aves.
*Cryp. canis:*cães
Cryp. felis: gatos
Cryp. nasorum: Peixes

Caracteres gerais:

1- Este género é notável na medida em que, ao contrário de outros membros da família Eimeriidae, não entra nas células do hospedeiro e **não tem especificidade de hospedeiro**, pelo que a infecção ocorre entre animais domésticos e de laboratório e o homem.

2- A criptosporidiose é **zoonótica.**

3- Associado a **surtos de diarreia** em vitelos, cordeiros, leitões, potros, cães e gatos jovens e perus.

4- **A esporulação de** oocistos **ocorre no hospedeiro.**

5- Causar **auto-infecção**

6- Um dos mais importantes parasitas **oportunistas** do ser humano (crianças pequenas e imunodeficientes).

Modo de transmissão:

1- **Feco-oral:** o homem pode adquirir a infecção através do contacto com fezes de pessoas e animais infectados.

2- **Autoinfecção.**

Morfologia: Oocistos: -Oocistos esféricos, minúsculos (4-4,5 um), altamente retrácteis, e contêm 1-8 grânulos proeminentes, geralmente em pequenos aglomerados perto da margem da célula.

-Esporocisto **ausente** e cada oocisto contém 4 esporozoítos fusiformes e selendos.

- Dados recentes indicam que são produzidos dois tipos de oocistos. O primeiro, a maioria, tem paredes espessas e é eliminado nas fezes. O segundo são oocistos de paredes finas que libertam os seus esporozoítos no intestino, causando auto-infecção interna.

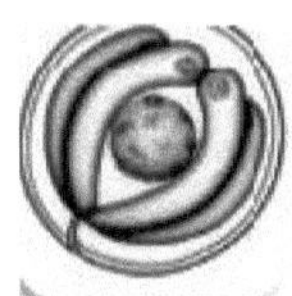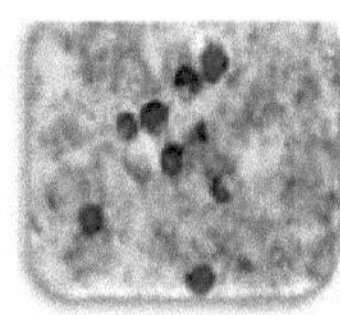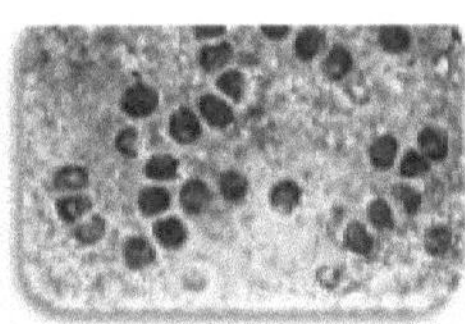

Ciclo de vida:

1- Depois de engolir o oocisto esporulado, os sprozoítos existam no intestino e invadam a borda em escova das microvilosidades dos enterócitos no sistema respiratório ou no intestino e entrem no ciclo de esquizogonia, formando esquizontes com 4-8 merozoítos.

2- Após a gametogonia e a esporogonia, são produzidos dois tipos de oocistos. O primeiro, a maioria, tem paredes espessas e é eliminado nas fezes. O segundo são oocistos de paredes finas que libertam os seus esporozoítos no intestino, causando auto-infecção.

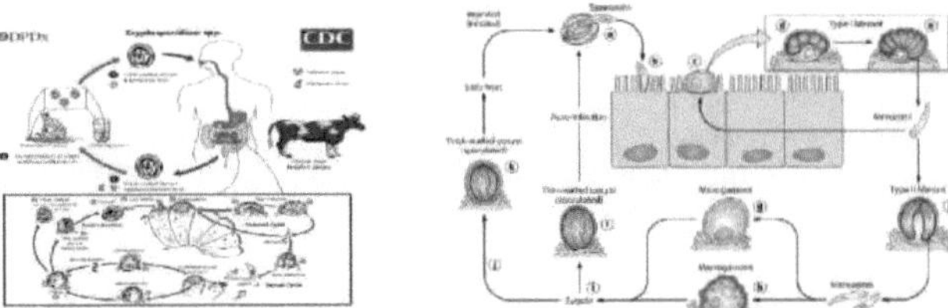

Patogénese: -Os esquizontes e os gâmetas desenvolvem-se no invólucro parasitóforo derivado das microvilosidades marcadamente observadas no ílio, levando ao inchaço e à fusão das vilosidades devido a um efeito marcado na actividade de algumas enzimas ligadas à membrana.

Quadro clínico:

1- Animais jovens - Diarreia aquosa, anorexia, temperatura normal, rigidez e tenesmo que conduzem a uma taxa de crescimento baixa e à morte.

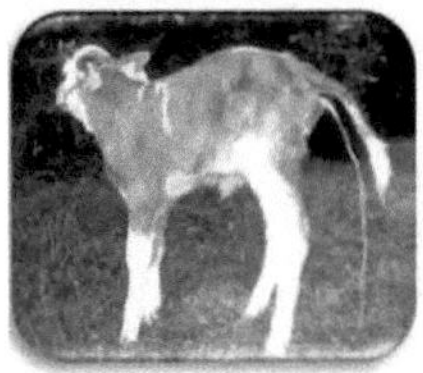
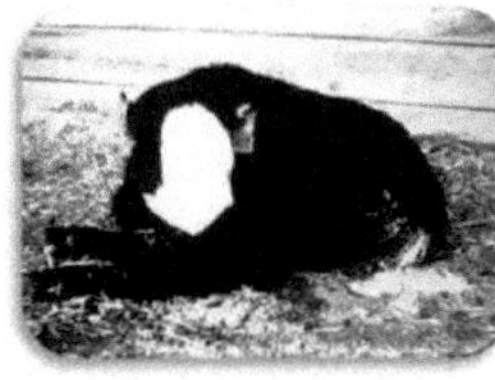
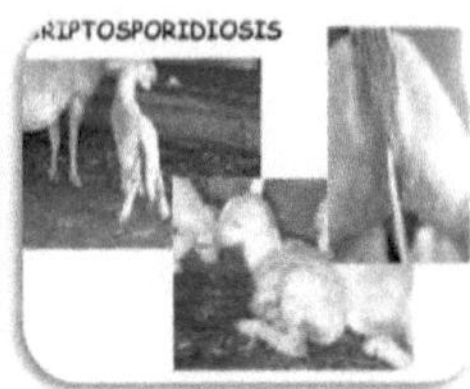

2- As aves sofrem de sinusite, traqueíte e conjuntivite, levando a sinais respiratórios.

3- Homem: Anorexia e diarreia, frequentemente intermitentes, que podem resultar em taxas de crescimento baixas. É fulminante em estados imunossuprimidos como a SIDA, o cancro e a terapêutica com esteróides prolongada, provavelmente devido a auto-infecção

Diagnóstico:

1- Os oocistos são demonstrados por flutuação e corados com **Ziehl Nielsen ou metileno**

mancha azul.

2- Serológico por teste de imunofluorescência.

Tratamento:

-Nitazoxanida 1,5 gramas duas vezes durante 5 dias.

-Paromomicina 150mg / kg durante 5 dias

-Tilosina 10-15mg/kg 3 vezes durante 2 semanas.

-Azitromicina 5-10mg/kg durante 7 dias

Controlo: -A infecção é **difícil** de controlar, uma vez que os oocistos são **altamente resistentes** à maioria dos desinfectantes e devido à **falta de especificidade.**

Capítulo 4
Esporozoários sanguíneos
Subordem Haemosporina
1- **Família: Plasmodidae**

1- Contém três géneros distintos, ***Plasmodium, Haemoproteus*** e ***Leucocytozoon.***
2- São transmitidas por insectos dípteros que picam.
3- O pigmento (hemozoína) da hemoglobina do hospedeiro é formado nas fases eritrocíticas dos dois primeiros géneros.

Género A: *Plasmodium*

Hospedeiros: Homem, aves e animais (roedores, primatas e répteis, principalmente lagartos).

Vector: Mosquitos fêmeas (Anopheles transmite as espécies de mamíferos e Culicini as de aves). **Habitat:** Hemácias e endotélio dos vasos sanguíneos.

Espécies comuns: A) Espécies de malária aviária:

1-Plasmodium gallinaceum: Ocorre em galinhas, patos, perus ou pombos. Ciclo esquizogónico de 36 horas. A fase exoeritrocítica ocorre nas células reticuloendoteliais do baço, do fígado e do cérebro, sendo o mosquito vector do género *Aedes.* A taxa de mortalidade chega a 80%. As aves ficam emaciadas e anémicas. Aumento do baço e do fígado. Paralisia devido à fase exoeritrocítica no cérebro.

2- P. canthemerium: Ocorre em pássaros passeriformes e pardais. Ciclo de esquizogonia a cada 24 horas. Transmitido por ***Culex*** **e** ***Aedes.*** Aumento acentuado do baço e do fígado e infarto subcutâneo de Hg e esplênico.

3- P. circumflexum como P. canthemeriumocorrem em passeriformes, ciclo de esquizogonia a cada 48 horas.

4- P. relictum, ocorre em pombos e pombas e é altamente patogénico, Schiz. cada 1236 horas, transmitido por todos os mosquitos, anemia é a principal causa de morte

B) Espécies de malária humana: - Todas as quatro espécies transmitidas por Anopheles sp.

1- **O** *Plasmodium vivax* é o mais comum. É a causa da malária terçã (48 h).

2- ***O P. falciparum é*** o mais patogénico. Causa malária subterciária ou maligna (36-48 h).

3- ***A P. malariae*** é a causa da malária quádrupla. A esquizogonia ocorre a cada 72 horas

4- ***P. oval*** é a causa da malária terciária ligeira (48 h).

Ciclo de vida das espécies de Plasmodium:

• O ciclo de vida das diferentes espécies de Plasmodium é semelhante.

• **Os mosquitos** são considerados o hospedeiro definitivo, uma vez que a gametogonia e a esporogonia
ocorrem neles **todos).**

• **O vertebrado** é o hospedeiro intermediário, uma vez que a esquizogonia só é encontrada neles
(**D**
I) Ciclo assexual dos parasitas da malária em vertebrados:

<u>**1-Esquizogonia exo-eritrocvítica (fase hepática):**</u>
A-Esquizogonia pré-eritrocítica (fase primária do tecido):

• Quando um **mosquito fêmea** infectado pica, os **esporozoítos** (a fase infecciosa, em forma de foice de 10 xl microns com extremidade pontiaguda e núcleo central) são injectados com saliva na pele e transformam-se em **->sporoplasmas.**

• Os **esporoplasmas chegam** com o **sangue ->** às células **do fígado**, onde invadem o parênquima, gelificam e transformam-se em ->trofozoítos.

• O núcleo do trofozoíto parte-se num grande número de pedaços seguido de divisão do citoplasma ^**Schizont** contendo milhares de indivíduos semelhantes a **merozoítos** que são chamados **criptozoítos.**

• O esquizonte rompe-se libertando os criptozoitos que -> invadem outras células.

• O processo repete-se até os criptozoitos conseguirem passar para o **->sangue** e serem designados por **->merozoitos**, onde iniciam a **->esquizogonia eritrocítica.**

(b) Fase tecidular secundária: Alguns dos **merozoítos** libertados do esquizonte pré-eritrocítico vão para o **sistema ->**retículo-endotelial **dos** órgãos **internos**, que é responsável pelas **->relações** (apenas em *P.vivax* e *P ovale).*

-Outra explicação para as recaídas: Alguns dos esporozoítos inoculados pelo mosquito permanecem dormentes nas células do fígado, conhecidos como hipnozoítos. Mais tarde, tornam-se -> activados -> reinvasão das hemácias, ou seja, recaída.

(2) Esquizogonia eritrocítica: O merozoíto resultante da ruptura do esquizonte hepático (nas fases primária ou secundária do tecido) penetra nas hemácias, onde se desenvolve:

a- Fase de anel ^Lacuna fina de citoplasma e pequena massa de cromatina envolvendo o vacúolo.

b-Trofito maduro: o anel alimenta-se de hemoglobina e cresce aumentando o citoplasma com o aparecimento do pigmento da malária, -> hemozoína.

c-Esquizonte: a cromatina e o citoplasma dividem-se num certo número de merozoítos, enquanto o pigmento permanece como uma massa única no centro.

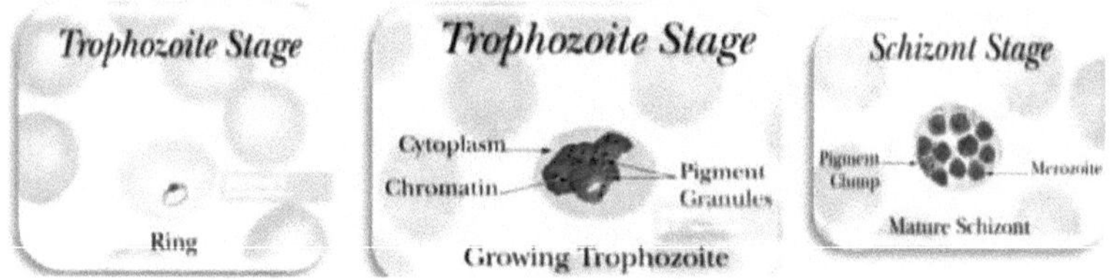

A hemácia rompe-se libertando os merozoítos -> (atacam novas hemácias repetindo a esquizogonia eritrocitária) pigmento da malária (engolido pelas C.E.R.) e toxinas (responsáveis pelo ataque da malária).

(3) Formação de gametócitos:

- Alguns merozoítos desenvolvem-se nas hemácias e transformam-se em gametócitos:
-Microgametócito (gametócito masculino): Núcleo central difuso,

Citoplasma azul-pálido e pigmentos dispersos no citoplasma.

-Macrogametócito (gametócito feminino): Núcleo periférico pequeno e compacto, citoplasma azul profundo e agregados de pigmentos à volta do núcleo.

-Os gametócitos permanecem no interior das hemácias sem se desenvolverem até serem ingeridos pelo mosquito.

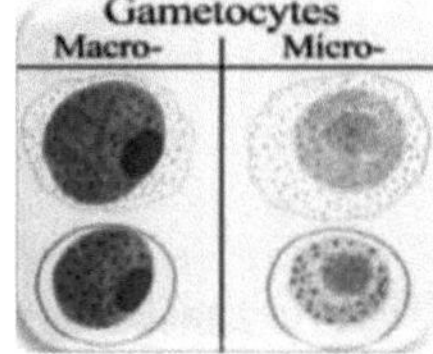

II) Ciclo sexual dos parasitas da malária nas fêmeas dos mosquitos (esporogonia).

-Quando a fêmea do mosquito suga o sangue de um animal ou homem infectado, todas as fases são digeridas no seu estômago, excepto os gametócitos.

1- Microgametócito -> microgametas por <u>exflagelação</u> (O núcleo divide-se em 48 pedaços, ao mesmo tempo que fios de citoplasma saem da célula, para cada passagem de fragmentos de cromatina, quando se desprendem são chamados microgametas).

2- Macrogametócito ->macrogameta (por divisão reducional do núcleo).

-Microgametas fertiliza o macrogameta -> zigoto ookinete.

Penetra na parede do estômago do mosquito e desenvolve-se numa forma esférica -> oocisto.

O oocisto cresce rapidamente e desenvolve-se em grande número de esporozoíto em forma de foice e oocisto é agora chamado

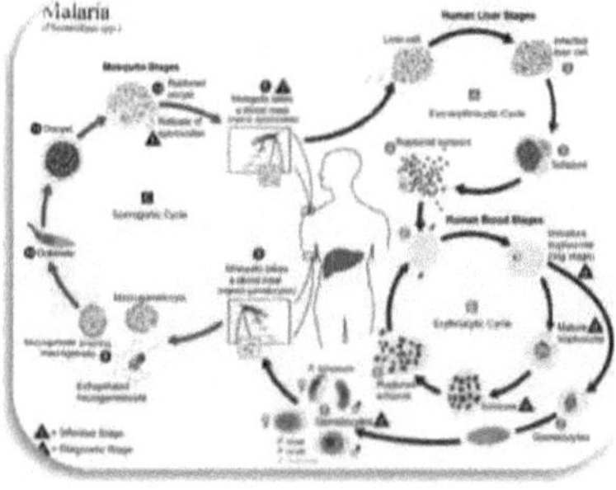

esporocisto. -Quando rebenta, liberta os esporozoítos na cavidade corporal do mosquito, onde migram para as glândulas salivares. Quando o mosquito pica, os esporozoitos passam com a saliva para o local da picada. -O ciclo no anopheles dura entre 10 e 20 dias.

Sinais clínicos: 1-Os primeiros sintomas aparecem após um período de incubação que varia de 7 a 30 dias. 2-Os sintomas típicos incluem febre, arrepios, suores, rigores, dor de cabeça, náuseas e vómitos, dificuldade em respirar, mal-estar geral, dor e até morte súbita.

3- Toxinas relacionadas com a febre (pirogénio) devido a esquizogonia eritrocítica.

4- Esplenomegalia e icterícia.

5- Os paroxismos da malária devidos à esquizogonia e à destruição das hemácias que libertam merozoítos, quando 50-100 merozoítos / ml de sangue, apresentam as seguintes fases de paroxismo

a-Fase fria: Arrepios e aumento súbito da temperatura durante 30 minutos a 2 horas.

b-Fase quente: Febre, secura da pele e congestão conjuntival durante 2-3 horas.

c-Fase de sudação: Queda súbita da temperatura corporal associada a sudação intensa durante 2-3 horas. 6-Paroxismos de malária repetidos:

-Três dias em *P vivax* e *P ovale* (paludismo terciário) infectam as hemácias jovens.

-Quatro dias de *P. malaria* (malária Quartan) infectam as hemácias envelhecidas.

-36 a 48 horas no *P falciparum* (malária subterciária ou maligna) infectam as hemácias em qualquer idade.

7- A malária maligna causa febre de água negra devido à hemólise das hemácias. Além disso, os esquizontes e os merozoítos não estão presentes no sangue periférico, uma vez que a esquizogonia ocorre no endotélio dos capilares dos órgãos internos, causando abaulamento e bloqueio dos vasos sanguíneos isquémicos, pelo que constitui o maior perigo.

8- A malária causada por Plasmodium provoca síndrome nefrótica devido à acumulação de complexos imunes Ag-Ab nos glomérulos, causando glomerulonefrite.

Diagnóstico: - Exame microscópico de uma fina película de sangue para detectar as células eritrocíticas
etapas. - Alguns testes serológicos.

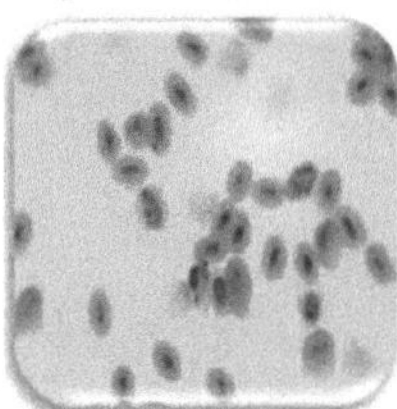 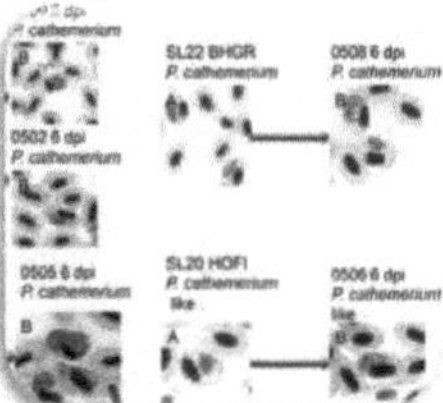 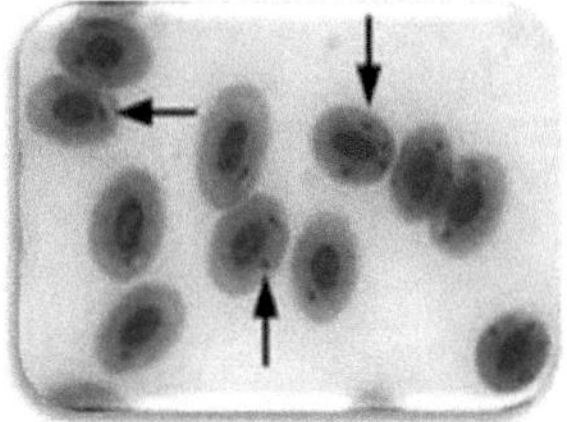

Tratamento: -Embora possam ser utilizados medicamentos antimaláricos, o controlo do insecto vector é mais importante. -O medicamento de eleição é a cloroquina.

Controlo do vector

2. Género *Haemoproteus*

• Neste género, a esquizogonia ocorre nas células endoteliais dos vasos sanguíneos, especialmente nos pulmões. - Os gametócitos ocorrem nos glóbulos vermelhos. - Também ocorrem grânulos de pigmento.

- Transmitida por moscas **Hippoboscídeas** - *H. columbae.* ***Culicoides spp.*** *- H. meleagridis.*
- O ciclo de vida em hospedeiros invertebrados, como o de *Plasmodium spp.*

Haemoproteus columbae

- **Hospedeiro:** Pombos domésticos, pombos selvagens e pombas. - **Vector**: Mosca Hippobosca *(Pseudo-lynchia canariensis)*

-Morfologia: -Os gametócitos maduros são alongados, em forma de salsicha, circundam parcialmente o núcleo da célula hospedeira. Contêm pigmentos castanhos escuros.

O macrogametócito cora-se de azul escuro com a coloração de Giemsa, o núcleo compacto, com coloração púrpura escura e grânulos de pigmentos espalhados pelo citoplasma.

O microgametócito cora-se de azul pálido a rosado e o núcleo é rosa pálido e difuso. Os grânulos de pigmentos estão reunidos numa massa esférica.

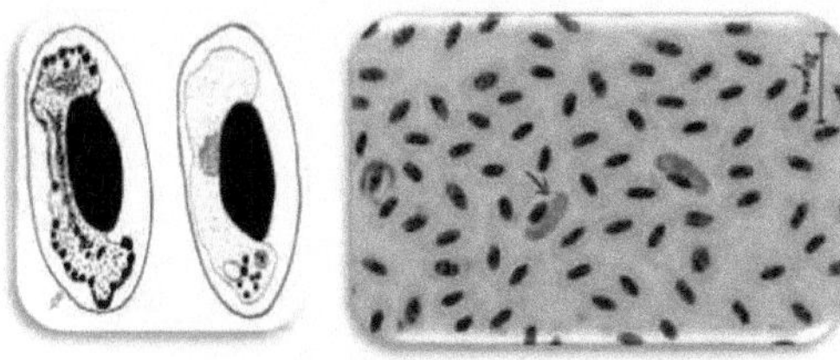

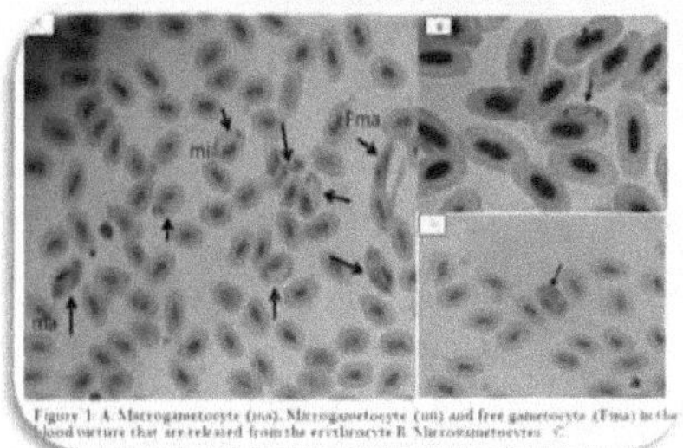

Figure 1: A. Macrogametocyte (ma). Microgametocyte (mi) and free gametocyte (Fma) in the blood picture that are released from the erythrocyte B. Microgametocytes C.

Ciclo de vida: -As aves são infectadas pela picada da mosca Hippobosca, que injecta os esporozoítos. -A esquizogonia ocorre nas células endoteliais dos vasos sanguíneos dos pulmões, do fígado e do baço, produzindo milhares de merozoítos. -Merozoítos esquizontes directamente

-ou esquizontes numerosos -> citómeros -> merozoítos.

-Merozoítos entram nos glóbulos vermelhos -> fase de anel e desenvolvem-se para -> gametócitos

macrogametócitos e microgametócitos. -Quando o sangue é ingerido pelo vector, a exflagelação de microgametócitos-microgametas

Divisão de redução dos macrogametócitos

-> Macrogametas.

-A fecundação ocorre no intestino médio e produz

-> zigoto -> (ookinete) que penetra no estômago

parede e desenvolve-se para -> ocisto

-A ruptura do oocisto liberta milhares de ->

esporozoítos que -> migram para as células salivares

glândulas para serem injectadas na nova ave com a próxima dentada.

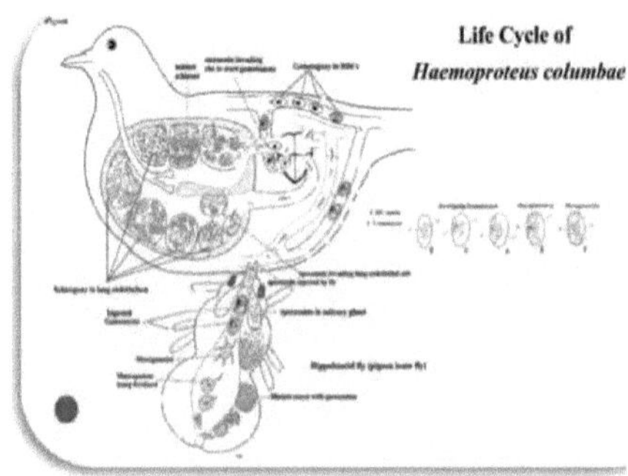

Sinais clínicos: - A doença é ligeiramente patogénica, pode apresentar anorexia, anemia e morte em pombos jovens. **P.M. As lesões** apresentam coloração escura e aumento do fígado e do baço.

Diagnóstico:
1- Película fina de sangue para detectar gametócitos.
2- As secções do pulmão mostram esquizontes nas células endoteliais dos vasos sanguíneos.

3. Género: Leucocytozoon

• Neste género, a esquizogonia ocorre no (parênquima do fígado, coração, rim ou outros órgãos) de hospedeiros aviários. - A gametogonia ocorre tanto em leucócitos como em eritrócitos imaturos
• A esporogonia ocorre noutros insectos que não os mosquitos.
• São transmitidas por membros do género Simulium.
• O pigmento está ausente em todas as fases do ciclo de vida. - Estes são os protozoários sanguíneos mais importantes das aves. São patogénicos tanto em hospedeiros domésticos como selvagens.

Leucocytozoon sp.

• **Hospedeiro:** Patos e gansos domésticos. - **Vector:** Simulium (mosca negra).
• **Habitat:** No hospedeiro aviário: células hepáticas, hemácias e células macrofágicas de vários órgãos e no intestino do vector.
Morfologia: -Existem dois tipos de gametócitos: alongados e arredondados.
Os gametócitos maduros são alongados, ovais e têm 14-15 mícrones de comprimento, a célula hospedeira infectada é grosseiramente distendida e alongada e o seu núcleo

torna-se alongado, estando ao longo de um fino crescente escuro ao longo de um lado da célula parasitada.

-O macrogametócito: Apresenta coloração azul-escura com Giemsa e núcleo discreto, com coloração vermelha.

-O microgametócito: Apresenta uma coloração azul clara a rosada e tem um núcleo difuso que ocupa a maior parte do espaço dentro da célula.

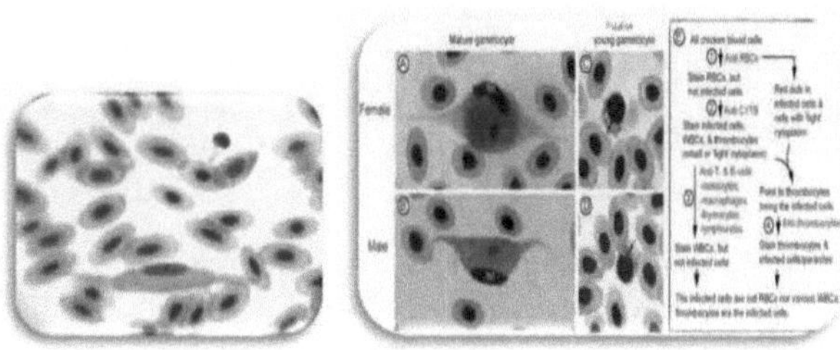

Ciclo de vida - As aves são infectadas pela picada da mosca negra, que injecta os esporozoítos.

• Estes entram -> nos hepatócitos do hospedeiro aviário onde se desenvolvem em pequenos esquizontes chamados esquizontes hepáticos.

• Produzem -> merozoitos. Merozoítos que entram nos glóbulos vermelhos

gametócitos redondos. Os merozoitos que são ingeridos por macrófagos no (cérebro, coração, fígado, rim, tecidos linfóides ou outro órgão) desenvolvem-se num enorme megalosquizonte

• O megalosquizonte divide-se internamente em -> citómeros primários -> merozoítos

• Os merozoitos penetram -> nos leucócitos ou nos eritrócitos em desenvolvimento para se tornarem gametócitos alongados.

No vector: - Exflagelação -> microgametas no intestino médio.

• Estes fertilizam os macrogâmetas -> zigoto móvel (ookinete). -Desenvolvem-se em oocistos tanto na parede do intestino médio como no próprio intestino médio. - Os oocistos produzem relativamente poucos -> esporozoítos que os deixam lentamente e entram directamente na probóscide e -> são transmitidos por contaminação. - Ou migram para as glândulas salivares para serem injectados na nova ave com a mordedura seguinte

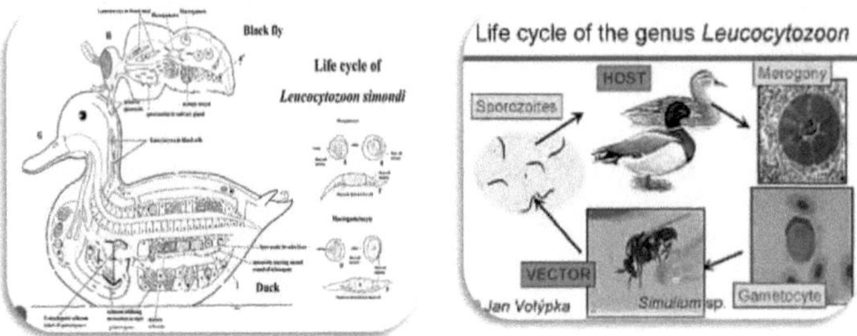

Sinais clínicos: - O Leucocytozoon é altamente patogénico para os patos e gansos, especialmente para as aves jovens. - Os patos mais velhos são mais resistentes e a doença tem um curso mais lento. - Inquietos e não comem, obstrução dos capilares pulmonares.

• Uma característica notável da leucocitose-zoonose é a rapidez do seu aparecimento.

• Um bando de patinhos pode parecer normal de manhã, ficar doente à tarde e estar morto na manhã seguinte. - A anemia é um sinal proeminente de leucocitose.

• O fígado aumenta de tamanho e torna-se necrótico - o baço pode aumentar até 20 vezes o tamanho normal. - mata o hospedeiro destruindo os tecidos vitais, como o cérebro e o coração.

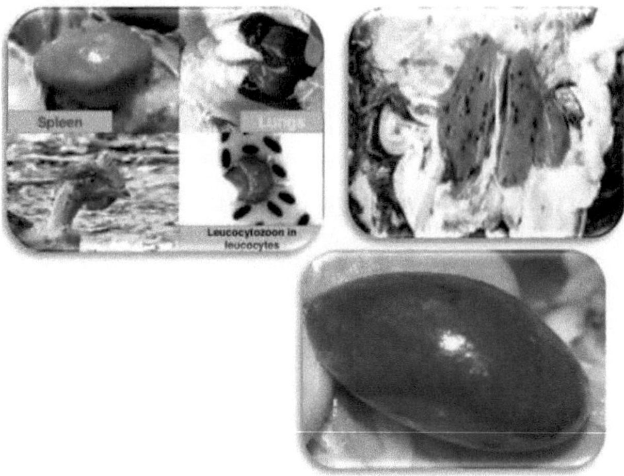

Diagnóstico: 1-Filme de sangue fino para detectar gametócitos. 2-Secções nos órgãos afectados para mostrar esquizontes. **Controlo:** Controlo do vector.

3. subordem Adelio-rina.

• O microgameta e o macrogameta estão normalmente associados em **sizígia** durante o desenvolvimento (ou seja, estão ligados um ao outro). - O microgameta produz 1-4 microgametas.

- Esporozoítos encerrados num invólucro.

- Família Haemogregarinidae

- O zigoto está activo (ookinete). - Esquizogonia (merogenia) e gamontes (gametócitos) estão nas células sanguíneas dos vertebrados, enquanto a esporogonia está no hospedeiro invertebrado.

Género *Hepatozoon*

Espécies e hospedeiros comuns: *-Hepatozoon canis*, infecta cães. *-H. felis*, em gatos *-H. muris,* em roedores.

- **Vector:** <u>Carraças, ácaros, piolhos, moscas tsé-tsé, mosquitos ou outros insectos sugadores de sangue onde ocorre a fertilização e a esporogonia.</u>

- **Habitat:** a esquizogonia ocorre nas vísceras do hospedeiro vertebrado e os gamontes encontram-se em leucócitos ou hemácias, dependendo da espécie.

Ciclo de vida

- O hospedeiro vertebrado é <u>infectado ao comer os hospedeiros invertebrados.</u>

- Os esporozoítos são libertados no intestino, penetram na sua parede e passam através da corrente sanguínea para o fígado, pulmão, baço ou medula óssea.

- Os esporozoítos entram nas células dos tecidos -> esquizontes que se dividem -> merozoítos.

- Podem existir dois tipos de esquizontes: macromerontes e micromerontes

- Os merozoítos de última geração entram nos glóbulos vermelhos e transformam-se em gametócitos.

- Estes gamontes são transmitidos ao vector durante a sua refeição de sangue.

- Após a fertilização -> ookinete. -O oocinete penetra na parede intestinal -> hemocele -> oocisto na hemocele-> esporocisto -> esporozoítos são formados no seu interior.

- Quando o hospedeiro vertebrado ingere o invertebrado, os oocistos e os esporocistos rompem-se no seu intestino e libertam os esporozoítos.

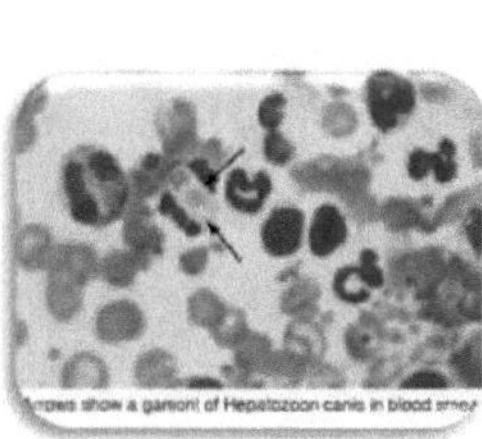
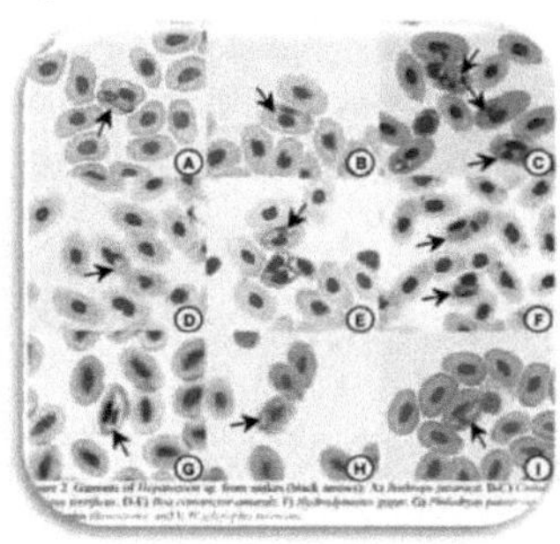

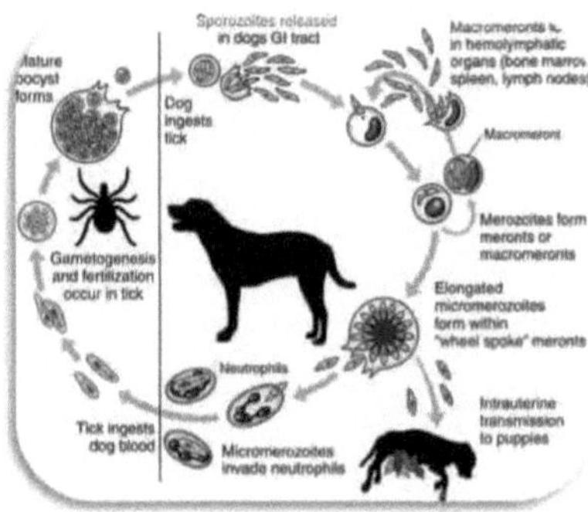

Sinais clínicos: depressão, anorexia, febre, perda de peso, hiperestesia e palidez. A leucocitose neutrofílica e a anemia não regenerativa são as mais frequentes. Dor com degeneração e atrofia muscular, diarreia, vómitos, anomalias da marcha, febre, poliúria e polidipsia (muita sede).

Classe Sporozoa (Subclasse Piroplasmidia)
1-Família Babesiidae 2-Família Theileriidae

Caracteres da subclasse Piroplasmidia:

-Têm forma piriforme no hospedeiro vertebrado. -Por EM, apresentam apenas anéis polares e rhoptries.

- O ciclo assexuado (shizogonia) tem lugar nas células sanguíneas do "vertebrado ou hospedeiro intermediário"

-O ciclo sexual (gametogonia seguida de esporogonia) tem lugar no interior das células do hospedeiro invertebrado ou do hospedeiro definitivo (carraça).

-Não há formação de pigmentos a partir da heamoglobina da célula hospedeira.

1-Família Babesiidae (a-Genus *Babesia*)

Trata-se de "parasitas intracelulares obrigatórios[44] de animais domésticos e selvagens que infectam habitualmente bovinos, ovinos, caprinos, equinos, suínos, cães e gatos, transmitidos através de carraças duras. Descoberto pelo cientista francês Vector Babes

Hospedeiro: Todos os animais domésticos e, acidentalmente, o homem.

Habitat: -No hospedeiro vertebrado" hospedeiro intermediário" Habitam as hemácias

- Nas "carraças" dos hospedeiros invertebrados, os parasitas invadem as células do intestino.

Espécies importantes:

-*B. bovis, B. divergens, B. bigemina, B. major-em bovinos*

-*B. canis (grande), B. gibs on i (pequeno) no cão*

-**B. microti, (roedor sp), B. divergens, (bovino sp.) -zoonótico no homem**

-*B. motasi, B. ovis em ovinos e caprinos*

-*B. caballi, B. equi em equídeos*

Modo de transmissão:

-A doença é transmitida exclusivamente por carraças que adquirem infecções por Babesia de animais infectados e depois a transmitem a outros animais saudáveis numa refeição de sangue subsequente. (Hospedeiros intermediários)

-As infecções nas carraças (hospedeiro definitivo) podem ser transmitidas à geração seguinte através dos ovos (transmissão transovariana) podem ser larvares, ninfas ou adultos

- Quando a infecção persiste de uma fase para a seguinte (transmissão de fase para fase ou transtidial), a ninfa e o adulto só são infecciosos. Como em *Theilerai spp. B. equi e B. microti.*

Morfologia: - Tipicamente são piriformes, mas podem ser arredondados, alongados ou em forma de charuto, ovais, esféricos, ameboides de 1,5-5 microns.

-Os organismos estão presentes nas hemácias dispostos: 1- Isoladamente. 2- Em pares *(B. bigemina).*

3- Tétrades (formas de "cruz de malta") tétrades patognomónicas de trofozoítos em brotamento.

(B. microti & B. equi). 4-Anelares ou vacuolados *(B. bovis).*

-As diferentes espécies dividem-se em. -grandes >2,5 mícrones -pequenas >2,5 mícrones.

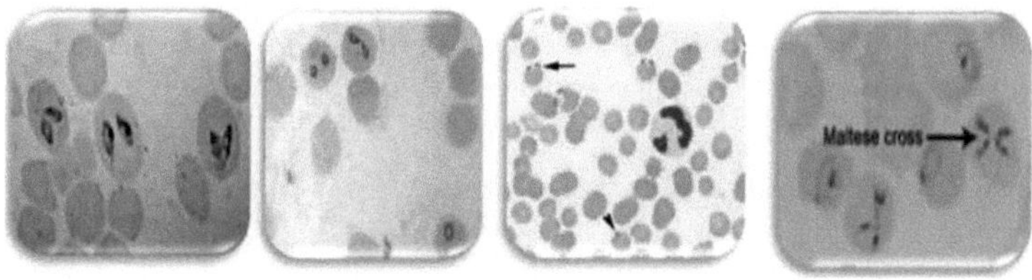

b- Género Aegyptianella (Babesoma); A. *Pullorum*

Hospedeiro: todas as aves domésticas **Vector:** Argasidae ou carraças moles.

-É de tamanho pequeno, redondo, oval ou piriforme e está presente em grande número dentro das

nas hemácias 20

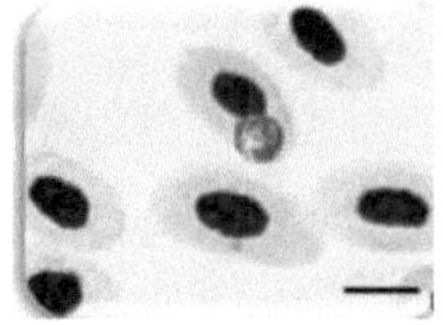

C-Género Nuttalia (N. equi ou B. equi)

-Infectam equídeos -2-3 microns, são redondos, ameboides ou piriformes e podem estar presentes na cruz maltesa. Presente em 4 hemácias.

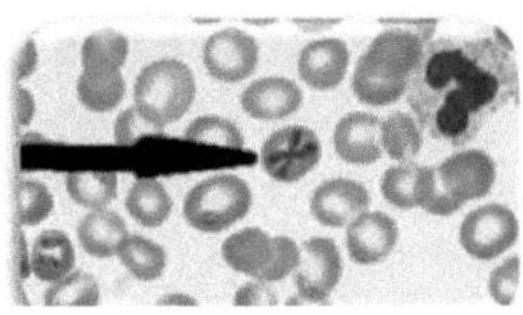

Ciclo de vida da Babesia sp:
-O ciclo começa quando uma carraça infectada envia esporozoítos para um animal enquanto se alimenta de sangue

-Nas hemácias, estes esporozoítos amadurecem até à fase de trofozoíto e sofrem merogonia (fissão múltipla em que o parasita se reproduz assexuadamente) para produzir merozoítos que saem das hemácias e infectam outros glóbulos vermelhos, continuando a multiplicar-se.

-Os gâmetas são novamente ingeridos pela carraça, onde se unem (gametogonia) e sofrem a esporogonia, produzindo esporozoítos

-Quando uma carraça infectada pica um hospedeiro vertebrado para uma refeição de sangue, os esporozoítos de Babesia são introduzidos no hospedeiro.

À medida que os parasitas se multiplicam no sangue, a doença começa a manifestar-se clinicamente.

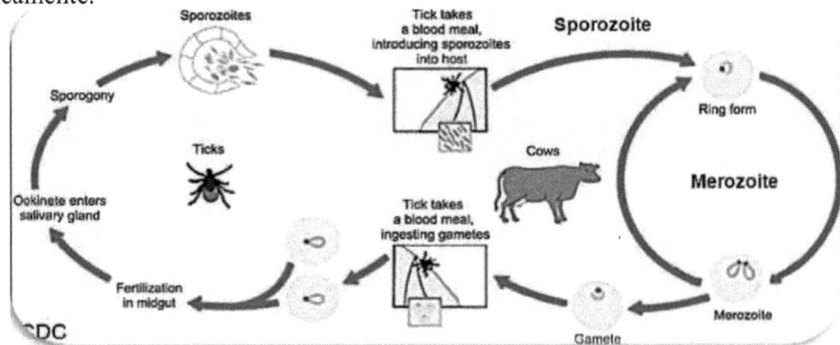

Patogénese: - Denominada babesiose, também chamada febre da água vermelha ou febre da carraça do gado, a febre do Texas é uma doença transmitida por carraças. -Os parasitas que se dividem rapidamente nas hemácias produzem uma destruição rápida dos eritrócitos associada a hemoglobinémia, hemoglobinúria e febre.

Sinais clínicos
1- Forma aguda -Fevera 41c, anorexia, depressão, aumento da frequência respiratória, particularmente após esforço, tremor muscular, relutância em mover-se - Haemoglobinúria rara em *B. caballi* (equídeos), anemia hemolítica, icterícia e esplenomegalia -Em *B. bovis* e *B. canisagregação* de eritrócitos nos capilares do

cérebro produzindo sinais nervosos de hiperexcitabilidade e incoordenação

2- Crónica: febre, anorexia, icterícia ligeira, os animais ficam fracos e emaciados.
Os recuperados tornam-se imunes para toda a vida

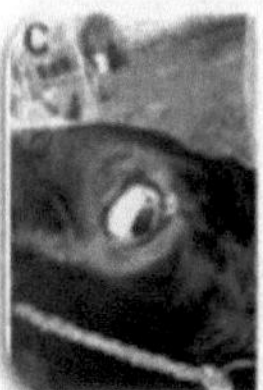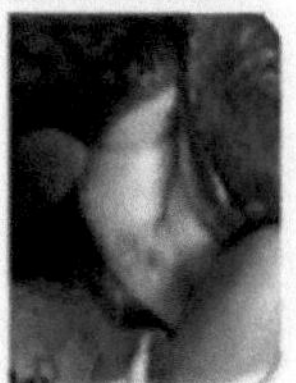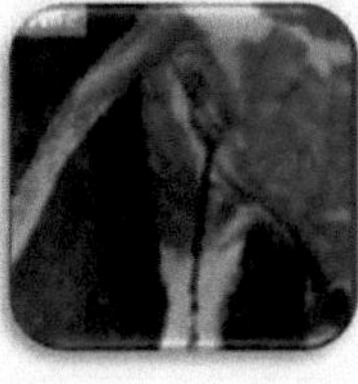

Diagnóstico >■ Diagnóstico de campo: sintomas clínicos
>■ Diagnóstico laboratorial:
A - Infecção aguda película fina de sangue corada com Giemsa
B-Infecção crónica" O organismo desaparece ou está presente em números
extremamente baixos pouco tempo depois da infecção aguda Por isso, é utilizada uma
variedade de testes serológicos para a

Estão disponíveis ensaios de PCR capazes de detectar parasitemia extremamente baixa,
como ocorre em animais portadores, e de diferenciar isolados, mas não são utilizados
por rotina.

Tratamento
-Imidocarb **(Imizole)12%:** 1 ml / 100kg em ruminantes S.C. 2ml / 100kg em equinos
I.M.
Aceturato de Diminuazina (Berenil ou Introbar ou Trypanodad) 7% 4mg/ kg I.M.
Deve-se usar o medicamento para deixar a infecção latente para a premunição (os
animais infectados tornam-se resistentes à infecção repetida com a premunição)

2-Família Theileriidae (1-Género *Theileria)*

Hospedeiro: Animais domésticos. **Vector:** Carraça dura.
Habitat: No hospedeiro **vertebrado**, a esquizogonia no linfócito liberta pequenos
merozoítos que invadem as hemácias. **No** hospedeiro **invertebrado** ocorre no intestino
e nos ácinos das glândulas salivares.
Espécies importantes:
1- A **Theileriaparra, que infecta o** gado bovino e o búfalo, causa a grave "febre da
Costa Leste" do gado bovino. Tem 90-100 por cento de mortalidade na África Oriental
e Central.
2- A Theileria annulata ou Gonderia annulata infecta o gado bovino e búfalo,
causando uma doença mais branda do gado ao longo do Mediterrâneo e no Médio
Oriente, Norte de África, incluindo o Egipto e a Ásia, conhecida como teileriose
tropical (teileriose mediterrânica).
3- Theileria mutans infecta bovinos e búfalos.
4- 1. ovis e T. hirci infectam ovinos e caprinos causando a teilerose maligna dos
ovinos.
5- O T. cameleusis infecta os camelos. *6- T. equi infecta os equídeos.*

Modo de transmissão:

-As Theileriasjp. são transmitidas por uma, duas ou três carraças hospedeiras. *-Theileria*
parvais
transmitida principalmente pela carraça castanha do gado *Rhipicephalus
appendiculatus.*
-Transmissão transestadial (transmissão de uma fase para outra), ou seja, de larva para
ninfa, de ninfa para adulto (só a ninfa e o adulto são infecciosos).

Morfologia: Nas hemácias, o "Piroplasma" aparece em forma de bastonete *(T. parva),*
redondo, oval *(T. annulata)* ou em forma de vírgula. Com a coloração de Giemsa,
aparece como um ponto de cromatina vermelha com citoplasma azul 1-2 x .5-.8
microns, o protozoário mais pequeno.

-Nos linfócitos, os esquizontes são designados por corpo azul de Koch e são corados de
azul, sendo reconhecidos dois tipos: **os macrosquizontes com** cerca de 8 micrómetros
são azuis e contêm 8 núcleos e **os microsquizontes** têm o mesmo tamanho mas contêm
36 núcleos.

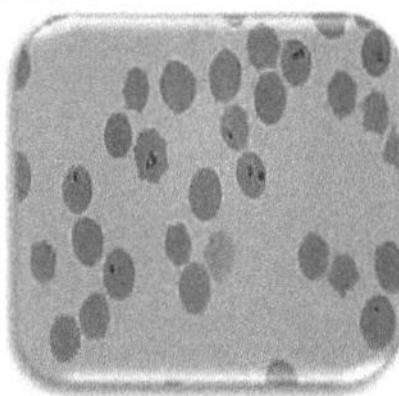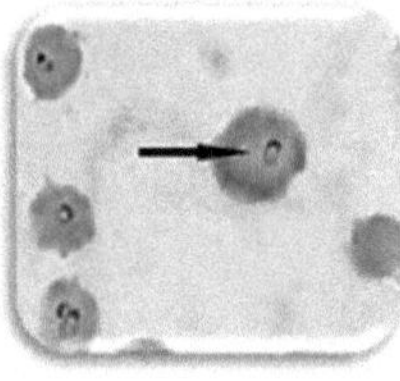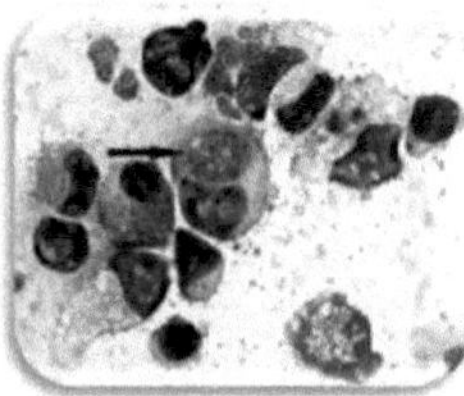

Ciclo de vida - A principal diferença é uma fase pré-eritrocítica que ocorre "nos
linfócitos". -Os esporozoitos invadem os linfócitos e induzem a proliferação dos
linfócitos do hospedeiro por um mecanismo desconhecido. O parasita desenvolve-se
num esquizonte multinucleado. -O esquizonte, também designado por macrosquizonte
ou corpo azul de Koch, provoca uma transformação explosiva do linfócito infectado
- Schizont, sofrem divisão coincidente com a replicação do linfócito em proliferação, e
assim um schizont é transferido para cada um dos linfócitos filhos.
Os esquizontes desenvolvem-se em merozoítos que também são conhecidos como
microesquizontes. Estes merozoítos encontram-se inicialmente no citoplasma de
linfócitos, células reticulares e macrófagos. -Os merozoitos invadem posteriormente os
eritrócitos, onde se transformam em piroplasmas. -Os eritrócitos com piroplasma são
ingeridos pelas carraças larvares ou ninfais durante a alimentação. -É o processo
linfoproliferativo que conduz às manifestações graves da doença associadas às
teilerioses. -Esta transformação linfocitária é reversível, na medida em que o tratamento
conduz à eliminação do parasita e a subsequente proliferação linfocitária é inibida. No
intestino da carraça, os parasitas diferenciam-se em gâmetas masculinos e femininos
que se fundem para formar zigotos. -Estes entram no revestimento celular do intestino
onde se diferenciam em cinetas. Os cinetas atravessam a parede intestinal e ficam livres
na cavidade corporal da carraça. Deslocam-se para a glândula salivar
- Ocorre a esporogonia, que sofre fissão segmentar e dá origem a 30.000 a 50.000

esporozoítos. Estes são introduzidos com a saliva num novo hospedeiro mamífero, dando início a um novo ciclo de desenvolvimento do parasita.

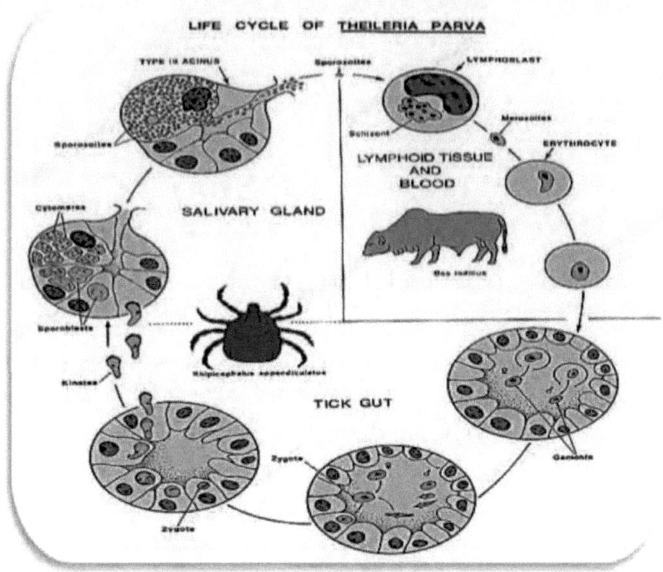

Sinais agudos: 1-Temperatura elevada (até 41 °C). 2 - Os gânglios linfáticos regionais que drenam a área da picada da carraça aumentam de tamanho, normalmente a parótida. 3-Depois de alguns dias, há um inchaço generalizado dos gânglios linfáticos superficiais. 4-Conjuntiva ictérica e anemia acentuada.
5-   Diarreia com manchas de sangue devido a úlcera do abomaso, pode ocorrer hg petequial debaixo da língua e na vulva. 6 - Respiração difícil e tosse devido a edema pulmonar, corrimento nasal, salivação e olhos lacrimejantes.
-Sinais crónicos: Há febre irregular, emaciação acentuada, anemia, ictrose e hepatoesplenomegalia.

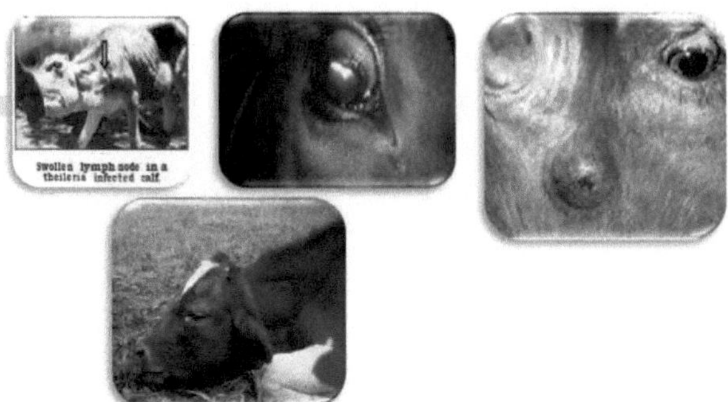

Diagnóstico "Amostras de gânglios linfáticos superficiais provenientes de biopsia ou necropsia coradas com Giemsa para detecção de corpos azuis de Koch.
-Esfregaço de sangue fino para detecção de piroplasma.
-Reacção em cadeia da polimerase (PCR): A PCR e as sondas de oligonucleótidos têm sido utilizadas para a detecção directa da infecção por piroplasma e a diferenciação das espécies de *Theileria* -Serologia -Teste indirecto de anticorpos fluorescentes -Teste de fixação do complemento -ELISA.

Tratamento:
-Buparvaquon (Butalex) 1ml / 20kg I.M no pescoço. Duas doses com um intervalo de 48-72 horas (não exceder 10 ml).
-Oxitetraciclina de acção prolongada 20 mg/kg de esquizonticida, injectada o mais cedo possível no período de incubação da primeira 1-3 semanas. Diminuir a gravidade da doença.
-Acaprina ou berenil na fase sanguínea.
-Antoplex 10 ml I.M e glucose I.V.
-Ácido bórico a 2% e óxido de zinco a 10% para os sinais oculares.

Nota: Os animais que recuperaram da infecção são imunes a novas infecções sem premunição, uma vez que a imunidade é mediada por células e inclui a destruição dos linfócitos infectados.

Controlo: 1-Controlo das carraças. 2-Tratamento de animais infectados.

4-   Filo: Ciliophora
Classe: Ciliata *(Balntidium coli)*

Hospedeiro: Este parasita habita o intestino grosso dos porcos como um comensal. Os roedores e, ocasionalmente, outros animais, incluindo cavalos e gado, são infectados acidentalmente pelo homem. O parasita tem estágios de trofozoíto e cisto; são os maiores protozoários **Trofozoíto:** Oval coberto por cílios, 50-130X20-70 Micro. A parte anterior tem um sulco revestido de cílios que conduzem o citóstomo e o citopígeo posterior, citoplasma granular com dois vacúolos contrácteis dois núcleos compactos um grande em forma de rim (Macronúcleo), o outro (Micronúcleo) pequeno arredondado que se encontra na concavidade do macronúcleo

O quisto: 40-60 Micr. arredondado com duas membranas, ligeiramente amarelado com citoplasma hialino e o macronúcleo é mais claro.

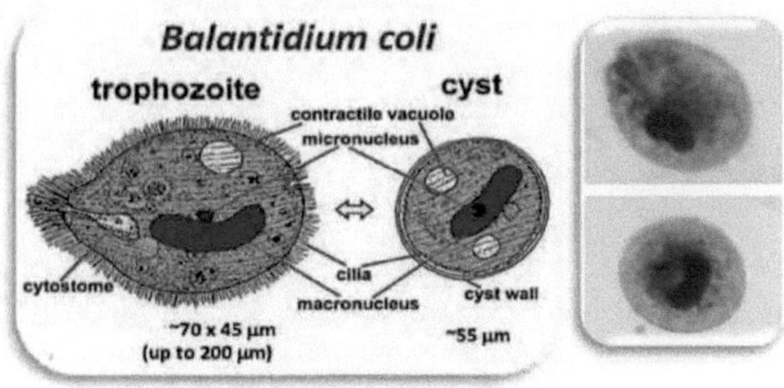

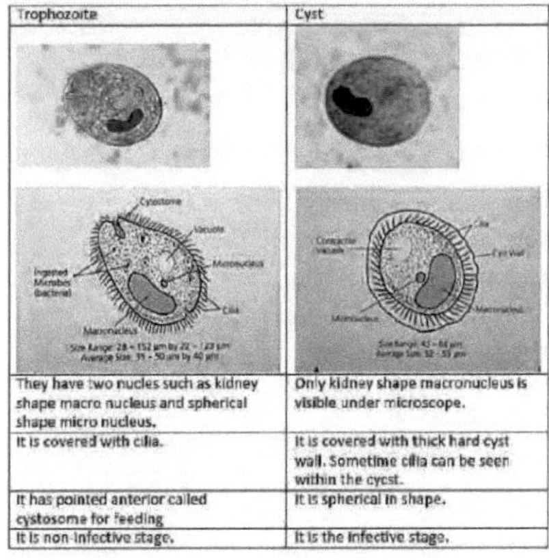

Trophozoite	Cyst
They have two nucles such as kidney shape macro nucleus and spherical shape micro nucleus.	Only kidney shape macronucleus is visible under microscope.
It is covered with cilia.	It is covered with thick hard cyst wall. Sometime cilia can be seen within the cyst.
It has pointed anterior called cystosome for feeding	It is spherical in shape.
It is non-infective stage.	It is the infective stage.

Ciclo de vida -*B. coli* existe como um comensal no intestino grosso da maioria dos suínos.
-Ao ser engolida, a fase infecciosa (quisto) passa
até ao intestino delgado, onde a excitação
ocorrem. No intestino grosso, a multiplicação e
ocorre a reprodução por fissão binária e conjugação.
Os quistos formam-se e são eliminados nas fezes. São viáveis durante duas semanas.

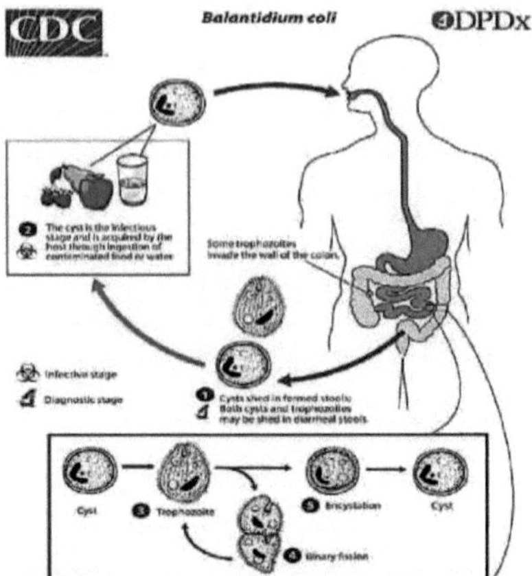

Patogénese: Não patogénica, mas ocasionalmente causa ulceração da mucosa do intestino grosso e disenteria, como a lesão de *E. hystolyticabut* não há propagação extra intestinal devido ao grande tamanho dos parasitas.

Diagnóstico: Cisto e trofozoíto nas fezes **Tratamento**: por tetraciclinas

Referências:.

Apurba SS, Sandhya B (2014) KEssentials of MEDICAL PARASITOLOGY, Primeira Edição, Jaypee Brothers Medical Publishers (P) Ltd.

Adam, K.M.G., Paul,]. e V. Zaman (1979) Medical and Veterinary Protozoology. An illustrated guide; Churchill Livingstone, Edinburgh & London.

Bowman DD (2014): Georgis' Parasitology For Veterinarians, 10ª edição, Elsevier Inc.

Dubey J. P. (2010) Toxoplasmosis of Animals and Humans SECOND EDITION, CRC Press

Gardiner, CH., Fayer, R. e]. P. Dubey (1988) An atlas of protozoan parasites in animal tissue. Serviço de Investigação Agrícola. Agriculture Handbook Number 651; United States Department of Agriculture, Beltsville.

Jacobs D, Fox M, Gibbons L, Hermosilla C (2016) Princípios de Parasitologia Veterinária. Wily black well.

Kaufmann J. Parasitic Infections of Domestic Animals A Diagnostic Manual (Infecções Parasitárias dos Animais Domésticos - Manual de Diagnóstico). Basileia; Boston; Berlim: Birkhauser, 1996 ISBN 978-3-0348-7668-1

Koch, H.T. Aspects of the epidemiology of] anuary Disease (Theileria parva hovis infection) in Zimbabwe. Proefschrift; Universidade de Utrecht, Utrecht

Levine, N.D. (1985) Veterinary Protozoology. Primeira edição; Iowa State University Press, Ames.

Shapiro LS. (2010) Pathology and Parasitology for Veterinary Technicians, Segunda Edição

Valkiunas, G. (2005): Avian malaria parasites and other haemosporidia. CRC PRESS

Zajac AM, Conboy GA (2011) Veterinary clinical parasitology, Eighth Edition, Wily Blackwell.